Alt hvad du behøver

at vide om at være

onkologisk sygeplejerske

den komplette guide

Freja Madsen

Indholdsfortegnelse

Kapitel 1: Introduktion til onkologi   11

- Onkologiens historie og udvikling   12
- Betydningen af sygeplejerskens rolle i onkologi   13
- Forskelle og ligheder mellem onkologi og andre specialer   15

Kapitel 2: Kræftens biologi   17

- Forståelse af kræftcellen   18
- De forskellige former for kræft   19
- Genetik og risikofaktorer   21

Kapitel 3: Tekniske aspekter   25

- Diagnostiske og billeddannende værktøjer i onkologi   26
- Behandlingsteknikker: kemoterapi, strålebehandling, immunterapi   27
- Forebyggelse og sikkerhed omkring cytotoksiske lægemidler   29

Kapitel 4: Sygeplejerskens rolle   33

- Indledende vurdering af patienten   34

- Administration af behandling — 35
- Håndtering af bivirkninger — 38
- Psykologisk og relationel støtte — 40

Kapitel 5: Håndtering af komplikationer — 43

- Neutropeni og risiko for infektion — 44
- Metaboliske lidelser — 46
- Smerter i onkologi — 48
- Komplikationer ved specifikke behandlinger — 50

Kapitel 6: Livets afslutning og palliativ pleje — 53

- En holistisk tilgang til den uhelbredeligt syge patient — 54
- Smertebehandling i den terminale fase — 55
- Støtte til familie og venner — 57

Kapitel 7: Den følelsesmæssige dimension — 59

- Håndtering af stress og udbrændthed — 60
- Forholdet mellem sygeplejerske og patient: opbygning af tillid — 61
- Betydningen af teamwork — 63

Kapitel 8: Casestudier — 65

- Case 1: Lymfom og komplikationer — 66
- Case 2: Brystkarcinom og postoperativ rekonstruktion — 67

- Case 3: Sarkom: en multidisciplinær udfordring — 69

Kapitel 9: Kommunikation i onkologi — 73

- De nødvendige færdigheder til effektiv kommunikation — 74
- Forhindringer for god kommunikation — 75
- Svære samtaler: annoncering af en diagnose, et tilbagefald, livets afslutning osv. — 77

Kapitel 10: Etiske aspekter inden for onkologi — 81

- Beslutningstagning i komplekse situationer — 82
- Almindelige etiske dilemmaer — 84
- Informeret samtykke og patientkapacitet — 86

Kapitel 11: Pædiatrisk onkologi — 89

- Vigtige forskelle mellem kræft hos børn og voksne — 90
- Sygeplejerskens rolle i forhold til barnet og dets familie — 92
- De særlige udfordringer ved pædiatrisk palliativ pleje — 93

Kapitel 12: Hjemmepleje og ambulant pleje — 97

- Den voksende betydning af behandling uden for hospitalet — 98

- Tilpasning af protokoller og praksis   100

- Fordele og udfordringer ved hjemmepleje   101

Kapitel 13: Kulturel mangfoldighed i onkologi   105

- Forståelse af kulturelle forskelle og deres indvirkning på plejen   106

- Tilpasning af kommunikation og handlinger for at tage højde for mangfoldighed   107

- Ressourcer og træning til kulturelt kompetent pleje   109

Kapitel 14: Uddannelse og mentorordninger   113

- Karriereveje inden for onkologi   114

- Betydningen af mentorordninger for nye fagfolk   116

- Muligheder for efteruddannelse og specialisering   117

Kapitel 15: Logistiske og organisatoriske udfordringer   121

- Håndtering af patientskemaer og -flow   122

- Teknologiske innovationer i forvaltningen af onkologiske tjenester   123

- Koordinering med andre afdelinger og medicinske specialer   125

Kapitel 16: Teknologiens indvirkning på onkologi   127

- Fremkomsten af telemedicin og dens konsekvenser   128
- Teknologiske værktøjer til gavn for patienterne   129
- Fremtidsudsigter: kunstig intelligens, virtual reality og andre innovationer   131

Kapitel 17: Fremtidsudsigter   135

- Innovationer inden for onkologi: hvad fremtiden bringer   136
- Sygeplejerskers rolle i klinisk forskning   138
- Fortsat professionel udvikling   139

Kapitel 18: Ressourcer og referencer   143

- Professionelle organisationer og foreninger   144
- Anbefalede bøger og publikationer   145
- Webkilder til løbende opdatering   147

« *Hver patient er et unikt univers, og i onkologi er det vores mission at navigere sammen med dem og forvandle forhindringer til håb.* »

Kapitel 1

INTRODUKTION TIL ONKOLOGI

Onkologiens historie og udvikling

Onkologi, som vi kender det i dag, er resultatet af århundreders opdagelser, eksperimenter og teknologiske fremskridt. Men før vi dykker ned i denne rige historie, så lad os gå tilbage til de gamle civilisationer.

Det var i det gamle Egypten, for mere end 3.000 år siden, at den første skriftlige omtale af kræft blev fundet, indskrevet på en papyrus. På det tidspunkt var sygdommen stadig ukendt, indhyllet i mystik og ofte forbundet med overtro. Behandlingerne var rudimentære, hovedsageligt baseret på kirurgi, uden nogen egentlig forståelse af sygdommens natur.

Gennem århundreder har kræft, fra det latinske "crab" - et navn givet af den græske læge Hippokrates for at beskrive den måde, hvorpå sygdommen spredte sig som en stjerne gennem kroppen - været en gåde for de fleste læger og forskere. Galen, en anden græsk læge, populariserede udtrykket "tumor" for at beskrive de unormale vækster, man så hos visse patienter.

Det var først i det 19. århundrede, da mikroskopet kom frem, at forskerne begyndte at forstå kræftens sande cellulære natur. Det var på det tidspunkt, at kræftceller blev identificeret for første gang. Denne opdagelse åbnede døren til en ny æra af forskning og forståelse.

Med indgangen til det 20. århundrede tog onkologien gradvist form som et medicinsk speciale. Kirurgi forblev kernen i behandlingen, men andre modaliteter, såsom strålebehandling, blev introduceret takket være opdagelsen af røntgenstråler. I 1940'erne opstod kemoterapien, som gav endnu et våben i arsenalet mod kræft.

Den moderne onkologi er kendetegnet ved en multidisciplinær tilgang. Fremskridt inden for genetik og molekylærbiologi har banet vejen for målrettede terapier, der gør det muligt at behandle visse kræftformer med hidtil uset præcision. I dag repræsenterer immunterapi, som bruger patientens eget immunsystem til at bekæmpe kræft, innovation og håb for mange patienter og sundhedspersonale.

Onkologiens historie er historien om en utrættelig søgen efter at forstå og behandle en af de mest komplekse sygdomme i menneskets historie. Det er et vidnesbyrd om nysgerrighedens, udholdenhedens og den videnskabelige innovations triumf over for medicinske udfordringer.

Vigtigheden af sygeplejerskens rolle i onkologi

Onkologi er et krævende medicinsk speciale i konstant udvikling, som fokuserer på pleje af kræftpatienter. I hjertet af denne dynamik er den onkologiske sygeplejerske, hvis rolle går langt ud over administrationen af plejen. De spiller en vigtig rolle både i patientens helbredelsesproces og i mekanikken i et tæt sammentømret medicinsk team.

Til at begynde med kræver kræftbehandlingens kompleksitet en global tilgang. Kræftpatienter står ofte over for en lang række symptomer, både som følge af selve sygdommen og bivirkningerne af behandlingen. Sygeplejersken er ofte patientens første kontaktpunkt og spiller rollen som opmærksom observatør, der er i stand til at opdage enhver ændring i symptomer, humør eller generel sundhedstilstand.

Terapeutisk uddannelse er også en afgørende del af professionen. Patienter og deres familier skal informeres om behandlinger, deres bivirkninger, hvad de skal gøre derhjemme, hvilke advarselstegn de skal være opmærksomme på... Det er her, sygeplejerskerne kommer ind i billedet og bruger deres pædagogiske evner og empati til at udstyre patienterne med den viden, de har brug for til at spille en aktiv rolle i deres helbredelse.

Det psykologiske aspekt kan heller ikke overses. Når man får en kræftdiagnose, oplever mange mennesker angst, frygt og endda nød. Onkologisygeplejersken tilbyder gennem sin nærhed og tilgængelighed et opmærksomt øre og følelsesmæssig støtte og bliver ofte en søjle af styrke for patienten og hans eller hendes familie.

Som en del af det medicinske team spiller sygeplejersker en koordinerende rolle. De er bindeled mellem læger, farmaceuter, andet sundhedspersonale og patienten. Deres ekspertise og erfaring sikrer sammenhæng og effektivitet i plejeprocessen.

Endelig, med de konstante fremskridt inden for onkologiske behandlinger, er sygeplejerskerne nødt til at opdatere deres viden regelmæssigt. Uanset om det er gennem løbende uddannelse, seminarer eller udveksling med eksperter, er onkologiske sygeplejersker forpligtet til en proces med konstant læring for at yde den bedst mulige pleje.
Den onkologiske sygeplejerske er ikke bare en, der udfører medicinske ordrer; han eller hun er en nøglespiller i plejeforløbet, en allieret for patienten, en koordinator for det medicinske team og en ambassadør for innovation i onkologisk pleje. Deres tilstedeværelse og dedikation er et stort aktiv i kampen mod kræft.

Forskelle og ligheder mellem onkologi og andre specialer

Ved at fokusere på forebyggelse, diagnosticering, behandling og forskning i kræft adskiller onkologi sig både fra og deler visse karakteristika med andre medicinske specialer. Her er en udforskning af forskelle og ligheder med andre områder:

Forskelle :
- **Følelsesmæssig kompleksitet**: Onkologi handler om en sygdom, der ofte fremkalder frygt, usikkerhed og i mange tilfælde en alvorlig prognose. Det kan føre til en dybere grad af følelsesmæssig involvering end i andre specialer.
- **Tværfaglighed**: Mens andre specialer arbejder i teams, kræver onkologi et endnu tættere samarbejde mellem forskellige sundhedsprofessionelle - kirurger, radiologer, patologer, smertespecialister, psykologer og selvfølgelig onkologiske sygeplejersker.
- **Hurtig udvikling**: Kræftforskningen skrider frem i en rasende fart, hvilket betyder, at protokoller og behandlinger udvikler sig hurtigt. Denne dynamik kan være mindre udtalt i andre specialer.
- **Pluripatologi**: Onkologiske patienter kan have flere typer patologi på samme tid, især som følge af bivirkningerne ved behandlingen.

Ligheder :
- **Patientcentreret tilgang**: Som i andre specialer sigter onkologien mod at yde patientcentreret pleje, hvor der tages hensyn til patienternes behov, præferencer og personlige forhold.
- **Forskning og innovation**: Selvom onkologi er på forkant med den medicinske forskning, er andre specialer, såsom kardiologi og neurologi, også i gang med store innovationer.

- **Terapeutisk uddannelse**: Som i onkologi understreger andre områder som diabetes og reumatologi vigtigheden af at uddanne patienter om deres tilstand, de tilgængelige behandlinger og forebyggende foranstaltninger.
- **Langtidsovervågning**: Mange specialer, især kroniske sygdomme som endokrinologi eller nefrologi, kræver regelmæssig langtidsovervågning af patienterne, og det samme gælder onkologi, især som en del af overvågningen efter behandlingen.

Selvom onkologi har unikke karakteristika på grund af kræftens komplekse natur, deler den også mange fælles aspekter med andre medicinske specialer. Disse ligheder og forskelle afspejler medicinens rigdom og mangfoldighed, hvor hvert felt bidrager med sit eget perspektiv og sin egen ekspertise til at forbedre patienternes helbred og velbefindende.

Kapitel 2

KRÆFTENS BIOLOGI

Forståelse af kræftcellen

En kræftcelle, der i den medicinske litteratur ofte omtales som en "ondartet celle", er en celle, der har gennemgået en transformation, som gør det muligt for den at formere sig ukontrolleret og til sidst invadere andre væv. For at forstå denne transformation er det vigtigt at undersøge, hvad der adskiller kræftcellen fra dens normale modstykke.

- Kræftcellens oprindelse :
  - Alle kræftceller stammer fra en normal celle, der har undergået en række genetiske mutationer. Disse mutationer kan være forårsaget af forskellige faktorer, såsom stråling, visse kemikalier, infektion af visse vira eller endda arvelige faktorer.
- Ukontrolleret multiplikation :
  - I modsætning til normale celler, som følger en velreguleret livscyklus - fødsel, vækst, deling og død - ignorerer kræftceller de signaler, der normalt regulerer denne cyklus. Som et resultat deler de sig uafbrudt og på en uordnet måde.
- Undgåelse af apoptose :
  - Apoptose er den programmerede celledødsproces. Kræftceller har ofte udviklet mekanismer til at undslippe denne programmerede død, hvilket bidrager til deres spredning.

- Angiogenese :
  - Tumorer har brug for næringsstoffer for at vokse. Kræftceller har evnen til at stimulere dannelsen af nye blodkar for at sikre deres forsyning af ilt og næringsstoffer, en proces kendt som angiogenese.

- Invasion og metastasering :
    - I modsætning til normale celler, som bliver på deres oprindelsessted, kan kræftceller invadere nabovæv og bevæge sig til andre dele af kroppen via blodet eller lymfesystemet og skabe sekundære tumorer eller metastaser.
- Ændring af mikromiljøet :
    - Kræftceller ændrer deres umiddelbare omgivelser og skaber et mikromiljø, der understøtter deres vækst og modstandsdygtighed over for behandling.
- Undvigelse af immunsystemet :
    - Normalt genkender og ødelægger vores immunsystem unormale celler. Men kræftceller udvikler strategier til at undgå denne overvågning, så de kan sprede sig.
- Genomisk ustabilitet :
    - Kræftceller udviser ofte genomisk ustabilitet, hvilket betyder, at de hurtigt akkumulerer nye mutationer. Det kan fremskynde deres vækst, men det kan også gøre dem mere modstandsdygtige over for behandling.

Konklusionen er, at kræftcellen er en formidabel modstander, som er kompleks i sin biologi og evne til at udvikle sig. Men for hver opdagelse af, hvordan den fungerer, gør lægevidenskaben fremskridt i retning af mere målrettede og effektive behandlinger, hvilket giver håb om bedre kræftbehandling i fremtiden.

De forskellige former for kræft

Kræft er ikke en enkelt sygdom, men en gruppe af sygdomme, der er karakteriseret ved ukontrolleret vækst af celler. Disse celler kan invadere nabovæv og sprede sig til andre dele af kroppen. Kræftsygdomme er generelt opkaldt efter det organ eller den celletype, hvor de begynder at udvikle sig. Her er en ikke-udtømmende liste over de forskellige former for kræft:

- Kræft i fordøjelseskanalen:
    - Kræft i spiserøret
    - Kræft i maven
    - Kræft i tyktarmen eller endetarmen (kolorektal cancer)
    - Kræft i leveren
    - Kræft i bugspytkirtlen
- Kræft i åndedrætsorganerne:
    - Lungekræft
    - **Pleurakræft** (ofte asbestrelateret)
- Kræft i urinvejene:
    - Kræft i blæren
    - Nyrekræft
- Kræft i forplantningssystemet:
    - Prostatakræft (hos mænd)
    - Livmoderhalskræft (hos kvinder)
    - Endometriecancer (kræft i livmoderen)
    - Kræft i æggestokkene
    - Testikelkræft
- Kræft i lymfe- og blodsystemet:
    - **Leukæmi** (kræft i blodcellerne)
    - **Lymfom** (kræft i lymfeknuderne)
    - **Myelomatose** (kræft i plasmacellerne i knoglemarven)
- Kræft i nervesystemet:
    - **Gliomer** (kræft i hjernen og rygmarven)
- Hudkræft:
    - Basalcellekarcinom og pladecellekarcinom (ikke-melanomkræft)
    - **Melanom** (en mere aggressiv kræftform knyttet til melanocytter)
- Kræft i kirtlerne:
    - Kræft i skjoldbruskkirtlen

- Kræft i binyrerne
- Kræft i biskjoldbruskkirtlen
- Brystkræft:
  - Selvom brystkræft h o v e d s a g e l i g t diagnosticeres hos kvinder, kan det også ramme mænd.
- Hoved- og halskræft:
- Det omfatter flere typer kræft, der udvikler sig i munden, svælget, strubehovedet, bihulerne i næsen og skjoldbruskkirtlen.
- Sarkomer:
- Det er kræft i blødt væv (såsom muskler, sener eller fedt) eller knogler.
- Pædiatriske kræftformer:
- Nogle kræftformer er specifikke for børn, såsom **neuroblastom**, **retinoblastom** og **Ewings sarkom**.

Det er vigtigt at bemærke, at hver kræftform har sine egne karakteristika, behandlinger og prognoser. Og med de medicinske fremskridt identificeres der jævnligt nye undertyper af kræft, og behandlingerne bliver mere og mere målrettede og personaliserede.

Genetik og risikofaktorer

Vores forståelse af kræft har udviklet sig enormt i de seneste årtier, især takket være opdagelsen af genetikkens nøglerolle og dens samspil med forskellige risikofaktorer.

1. Kræftens genetik :
   - **Somatiske mutationer**: Disse mutationer opstår i en enkelt celle efter fødslen og skyldes generelt miljømæssige faktorer eller fejl, der opstår, når cellen kopierer sit DNA, før den deler sig. De nedarves ikke eller gives videre til efterkommere.

- **Germline-mutationer**: Disse mutationer er til stede fra fødslen og findes i hver eneste celle i kroppen. De nedarves fra en forælder og kan øge risikoen for at udvikle visse former for kræft.
2. Gener, der gør mennesker modtagelige for kræft:
    - Visse gener øger risikoen for at udvikle kræft markant, når de er muterede. De mest kendte eksempler er **BRCA1** og **BRCA2**, som er forbundet med en øget risiko for bryst- og æggestokkræft.
3. Risikofaktorer :

Ud over genetik er der mange faktorer, der kan øge risikoen for kræft. De falder i flere kategorier:
- Miljømæssige og adfærdsmæssige faktorer :
    - **Rygning**: Den største risikofaktor for lungekræft, men også for andre former for kræft.
    - **Alkohol**: Kan øge risikoen for flere kræftformer, især i leveren, munden, halsen og spiserøret.
    - **Eksponering for solen og UV-stråling**: de vigtigste årsager til hudkræft.
    - **Kost**: En ubalanceret kost kan øge risikoen for visse kræftformer, mens en kost rig på frugt og grønt kan have en beskyttende effekt.
- **Infektiøse faktorer**: Visse patogener kan øge risikoen for kræft.
    - **Human papillomavirus (HPV):** Associeret med livmoderhalskræft.
    - **Hepatitis B- og C-vira**: forbundet med leverkræft.
    - **Helicobacter pylori**: Kan øge risikoen for mavekræft.
- Hormonelle og fysiologiske faktorer :
    - Hormonelle ubalancer eller langvarig eksponering for visse hormoner kan øge risikoen for visse kræftformer, såsom bryst- eller prostatakræft.

- Arbejds- og miljømæssige faktorer :
    - Erhvervsmæssig eksponering for visse stoffer, såsom asbest eller visse malinger, kan øge risikoen for specifikke kræftformer.
    - Luftforurening er også blevet forbundet med en øget risiko for visse kræftformer.
- Sygehistorie og medicinering :
    - Visse eksisterende tilstande eller medicinske behandlinger kan øge risikoen for at udvikle kræft.

Genetik spiller en afgørende rolle for modtageligheden for kræft, men samspillet mellem genetik og forskellige risikofaktorer er komplekst. Forebyggelse, ved at erkende og begrænse eksponeringen for disse faktorer, er fortsat et vigtigt middel til at reducere risikoen for kræft.

Kapitel 3

TEKNISKE ASPEKTER

Diagnostiske værktøjer og billeddannelse inden for onkologi

Et af de mest slående fremskridt inden for onkologi er udviklingen af avancerede billeddannelses- og diagnoseteknikker. Disse værktøjer gør det ikke kun muligt at opdage kræft på et tidligt tidspunkt, men også at overvåge deres udvikling og vejlede behandlingen.

1. Biopsi :
Det er en af de mest almindelige metoder til at diagnosticere kræft. Det indebærer, at man tager en prøve af væv eller celler og undersøger den under et mikroskop. Biopsier kan tages ved operation, nål eller endoskopi.

2. Endoskopi :
Det er en teknik, hvor man bruger et tyndt, lysende instrument kaldet et endoskop til at undersøge kroppens indre. Det bruges ofte til at opdage kræft i fordøjelsessystemet, luftvejene og andre indre organer.

3. Medicinsk billeddannelse:

- **Radiografi**: Dette er en af de ældste billeddannelsesteknikker. Den bruges ofte til at opdage abnormiteter i lunger, knogler og andre dele af kroppen.
- **Computertomografi (CT)**: Denne teknik bruger røntgenstråler til at skabe detaljerede billeder af kroppen fra forskellige vinkler. Den er nyttig til at identificere tumorer og metastaser.
- **Magnetisk resonansbilleddannelse (MRI)**: Ved hjælp af et magnetfelt og radiobølger giver MRI detaljerede billeder af blødt væv, især hjernen, rygmarven og leddene.
- **Positronemissionstomografi (PET)**: Dette måler cellernes metaboliske aktivitet og bruges ofte i kombination med CT til at lokalisere områder med hurtig kræftvækst.

- **Ultralyd**: Denne teknik bruger lydbølger til at skabe billeder af indersiden af kroppen. Den bruges ofte til at undersøge leveren, nyrerne, bugspytkirtlen, prostata, brysterne og andre organer.
- **Mammografi**: Dette er et specifikt røntgenbillede af brysterne, der bruges til at screene for brystkræft.

4. Laboratorieundersøgelser :
Blodprøver, såsom PSA for prostatakræft eller CA-125 for æggestokkræft, kan hjælpe med at diagnosticere og overvåge visse kræftformer.

5. Genetisk testning :
Disse tests bruges til at identificere genetiske mutationer, der kan øge risikoen for visse kræftformer. De kan også guide behandlingen ved at identificere specifikke mutationer i tumorer.

6. Nuklearmedicin :
Den bruger små mængder radioaktivt materiale til at diagnosticere, vurdere og behandle forskellige former for kræft.

7. Funktionelle og metaboliske tests :
De kan hjælpe med at vurdere organernes funktion og afgøre, hvordan en tumor påvirker denne funktion.

Valget af diagnostiske og billeddannende værktøjer afhænger af den mistænkte kræfttype, dens placering og andre faktorer. Med disse avancerede teknikker kan lægerne ikke kun opdage og diagnosticere kræft med større præcision, men også planlægge mere målrettede behandlinger og evaluere deres effektivitet.

Behandlingsteknikker: kemoterapi, strålebehandling, immunterapi

Kræftbehandling har udviklet sig betydeligt i løbet af det sidste århundrede. Kemoterapi, stråleterapi og immunterapi er de tre grundpiller i kræftbehandling. Hver af disse behandlingsformer har sine egne virkningsmekanismer, indikationer og bivirkninger.

1. Kemoterapi :
Kemoterapi involverer stoffer, der dræber kræftceller eller stopper dem i at formere sig. Lægemidlerne kan gives oralt eller intravenøst.

- **Virkningsmekanisme**: Kemoterapeutiske midler er rettet mod celler, der deler sig hurtigt, hvilket er karakteristisk for kræftceller.
- **Anvendelse**: Det kan bruges alene eller i kombination med andre behandlinger. Det kan bruges til at reducere størrelsen af en tumor før operation eller strålebehandling, til at behandle kræft, der har spredt sig, eller til at reducere risikoen for tilbagefald efter operation.
- **Bivirkninger**: Da disse lægemidler også angriber andre hurtigt delende celler (såsom dem i knoglemarven, hårsækkene og mave-tarmkanalen), kan de forårsage bivirkninger som hårtab, kvalme, nedsat antal blodceller og andre symptomer.

2. Strålebehandling :
Strålebehandling bruger højenergistråling til at ødelægge kræftceller. Den kan være ekstern (leveret af en maskine) eller intern (hvor radioaktive kilder placeres tæt på tumoren).

- **Virkningsmekanisme**: Stråling beskadiger cellernes DNA og forhindrer dem i at dele sig og vokse.
- **Anvendelse**: Strålebehandling bruges ofte som et supplement til kirurgi eller kemoterapi, til at behandle lokale tumorer eller til at lindre visse symptomer.
- **Bivirkninger**: Hud, væv og udsatte organer kan blive påvirket, hvilket kan føre til rødme, svie, træthed og andre symptomer.

3. Immunterapi :
Immunterapi stimulerer eller modificerer immunsystemet, så det angriber kræftceller mere effektivt. Disse behandlinger har revolutioneret behandlingen af visse kræftformer.
- **Virkningsmekanisme**: Det sigter mod at "vække" immunsystemet eller "guide" det til specifikt at angribe tumorer.
- **Anvendelse**: Det bruges i øjeblikket til behandling af mange typer kræft, herunder fremskredent melanom, visse former for lunge-, nyre-, blære- og hoved- og halskræft.
- **Bivirkninger**: Disse er forskellige fra kemoterapi og strålebehandling og kan omfatte autoimmune reaktioner, hvor immunsystemet fejlagtigt angriber sunde organer eller væv.

Valget af behandling afhænger af kræftens type og stadium samt patientens generelle helbredstilstand. Den multidisciplinære tilgang, der kombinerer disse teknikker i henhold til den enkelte patients specifikke behov, har til formål at optimere behandlingens effektivitet og samtidig minimere bivirkningerne.

Forebyggelse og sikkerhed cytotoksiske lægemidler

Cytotoksiske lægemidler, også kendt som antineoplastiske midler eller kemoterapeutika, bruges til at behandle forskellige sygdomme, herunder kræft. På grund af deres virkningsmekanisme på celler udgør de ikke kun en risiko for patienterne, men også for det sundhedspersonale, der håndterer dem. Det er derfor af største vigtighed at sikre disse lægemidlers sikkerhed.

1. Risici forbundet med cytotoksiske lægemidler :
Cytotoksiske lægemidler kan påvirke sunde celler og forårsage :
- Direkte toksicitet for celler, væv eller organer.
- Mutagene, teratogene eller kræftfremkaldende virkninger.
- Allergiske reaktioner.

Sundhedspersonale, der udsættes for disse lægemidler, kan derfor være i risiko for :
- Eksponering af hud eller slimhinder.
- Indånding af partikler.
- Tilfældig indtagelse.

2. Forebyggende foranstaltninger :
- **Uddannelse af personale:** Alle, der håndterer eller administrerer cytotoksiske lægemidler, skal være ordentligt uddannet i deres risici og sikre procedurer.
- **Personlige værnemidler (PPE): Dette** omfatter nitrilhandsker, langærmede vandtætte kitler, masker og beskyttelsesbriller.
- **Aseptiske teknikker:** Det er vigtigt at bruge aseptiske teknikker, når man forbereder, håndterer og administrerer cytotoksiske lægemidler.
- **Brug af sikre anordninger:** Dette omfatter laminar flow hoods, biologiske sikkerhedskabinetter og lukkede medicinoverførselssystemer.

3. Affaldshåndtering :
- Det affald, der er forbundet med disse lægemidler, herunder de anvendte personlige værnemidler, skal behandles som farligt affald.
- De skal anbringes i specifikke, tydeligt identificerede beholdere og bortskaffes i overensstemmelse med de lokale bestemmelser.

4. Protokoller for utilsigtet eksponering :
Det er vigtigt at have klart fastlagte protokoller til hurtig og effektiv håndtering af enhver utilsigtet eksponering. Disse omfatter:
- Vask straks det udsatte område.

- Meddelelse om hændelsen til ledelsen.
- Passende medicinsk opfølgning.

5. Øge patienternes bevidsthed :
Patienterne bør også informeres om de forholdsregler, der skal tages i hjemmet efter at have modtaget cytotoksiske lægemidler, især med hensyn til bortskaffelse af kropsaffald og håndtering af sengetøj og tøj.

At sikre sikkerheden ved cytotoksiske lægemidler er et fælles ansvar for producenter, apoteker, sundhedsinstitutioner, sundhedspersonale og patienter. Passende uddannelse, konstant opmærksomhed og strenge protokoller er afgørende for at minimere de risici, der er forbundet med disse kraftfulde lægemidler.

Kapitel 4

SYGEPLEJERSKENS ROLLE

Indledende vurdering af patienten

Den indledende vurdering af en patient med mistænkt eller nydiagnosticeret kræft er et afgørende trin i det onkologiske behandlingsforløb. Det er på dette tidspunkt, at der indsamles vigtige oplysninger til at guide diagnosen, prognosen og behandlingsplanen.

1. Anamnese :
   - **Sygehistorie**: Det er vigtigt at indsamle oplysninger om patientens sygehistorie, herunder tidligere sygdomme, kirurgiske indgreb og lægemiddelbehandlinger.
   - **Kræfthistorie**: Detaljer om symptomernes opståen, varighed og forløb samt eventuel tidligere behandling.
   - **Familiehistorie**: Søg efter tilfælde af kræft i familien, som kunne indikere en genetisk disposition.
   - **Livsstilsvaner**: rygning, alkoholforbrug, kost, fysisk aktivitet, udsættelse for kræftfremkaldende stoffer på arbejdspladsen eller i miljøet.
2. Fysisk undersøgelse :
   - **Generel undersøgelse**: Vurdering af patientens generelle tilstand, body mass index, energiniveau osv.
   - **Målrettet undersøgelse**: Fokus på specifikke systemer eller organer, hvor patienten har symptomer eller tegn, eller hvor der er mistanke om kræft.
3. Diagnostiske vurderinger :
   - **Billeddiagnostik**: Røntgen, ultralyd, MR, PET-scanning, CT-scanning osv. Disse værktøjer kan hjælpe med at lokalisere tumoren, bestemme dens størrelse og se, om den har spredt sig.
   - **Biopsier** : Vævsprøver, der tages til mikroskopisk undersøgelse for at bekræfte tilstedeværelsen af kræftceller.
   - **Blodprøver**: For at vurdere organernes funktion, opdage mulige metastaser eller tumormarkører.

4. Psykosocial vurdering :
- **Følelsesmæssig tilstand**: se efter tegn på nød, angst eller depression.
- **Social støtte**: Forståelse af patientens støttenetværk - familie, venner, støttegrupper.
- **Økonomiske og faglige vurderinger**: Forståelse af patientens bekymringer om udgifter til pleje, forsikring, indflydelse på arbejde osv.

5. Funktionel vurdering :
- **Performance Status**: Vurdering af patientens aktivitetsniveau og evne til at udføre daglige aktiviteter. Skalaer som ECOG (Eastern Cooperative Oncology Group) eller Karnofsky bruges ofte.
- **Andre funktioner**: Vurdering af synkeevne, åndedrætsfunktion, mobilitet osv. afhængigt af, hvor kræften sidder.

6. Specialistkonsultationer :
   Afhængigt af kræftens art og placering kan det være nødvendigt at konsultere specialister som kirurg, radiolog, genetiker, ernæringsekspert osv.

Indledende patientvurdering i onkologi er en omfattende, multidimensionel proces, der kræver en struktureret, koordineret tilgang. Den giver de væsentlige oplysninger, der er nødvendige for at udarbejde en individualiseret behandlingsplan og tage en holistisk tilgang til kræft, der ikke kun tager hensyn til selve tumoren, men også til personen som helhed.

Administration af behandling

Administrationen af onkologiske behandlinger kræver specifik ekspertise. Hver behandlingsmodalitet har sine egne retningslinjer, teknikker og forholdsregler, hvilket gør onkologisygeplejerskens rolle afgørende for behandlingens sikkerhed og effektivitet.

1. Kemoterapi :
   - Forberedelse :
     - Kontrol af medicinske ordrer.
     - Forberedelse i en laminar flow-hætte for at sikre et sterilt miljø.
     - Brug af passende personlige værnemidler (PPE).
   - Administrationsvej :
     - Intravenøs (IV): via et kateter eller en port-a-cath.
     - Oral: i piller eller væske.
     - Topisk: påføres direkte på huden.
     - Intrathekal: direkte ind i cerebrospinalvæsken.
   - Overvågning under administration :
     - Overvågning af vitale tegn.
     - Se efter tegn på allergiske reaktioner eller andre bivirkninger.
     - Patientuddannelse om, hvad man kan forvente under og efter administrationen.
2. Strålebehandling :
   - Forberedelse :
     - Indledende vurdering for at bestemme omfanget af behandlingen.
     - Markering eller tatovering af det område, der skal behandles, for at sikre præcision.
   - Under behandlingen :
     - Præcis positionering af patienten.
     - Beskyttelse af det omgivende sunde væv.
     - Kontinuerlig overvågning under eksponering for stråling.
   - Råd om efterbehandling :
     - Hudpleje i det behandlede område.
     - Overvågning af bivirkninger, såsom træthed.
3. Immunterapi :
   - Forberedelse :
     - Kontrol af medicinske ordrer.
     - Administreres ofte via intravenøs vej.
   - Overvågning under administration :

- Overvågning af immunologiske reaktioner.
- Patientuddannelse om potentielle bivirkninger.

4. Målrettede terapier :
   - Forberedelse og administration :
     - Administreres ofte oralt eller intravenøst.
     - Specifik dosering i henhold til lægemiddeltype og patient.
   - Overvågning :
     - Overvågning af bivirkninger, der er specifikke for hvert lægemiddel.
     - Doseringen kan justeres i forhold til patientens tolerance.

5. Patientuddannelse:
   - Før behandling :
     - Information om processen, og hvad du kan forvente.
     - Diskussion af potentielle bivirkninger.
   - Efter behandling :
     - Rådgivning om håndtering af bivirkninger.
     - Tilskyndelse til kommunikation om symptomer og bekymringer.

6. Specifikke overvejelser :
   - Beskyttelse af personalet :
     - Korrekt brug af personlige værnemidler.
     - Sikker håndtering af medicin og udstyr.
   - Patientbeskyttelse :
     - Sikring af, at medicin administreres til den rigtige patient, i den rigtige dosis, ad den rigtige vej og på det rigtige tidspunkt.
     - Løbende vurdering af patienten for at opdage eventuelle komplikationer.

Administrationen af onkologiske behandlinger er kompleks og kræver særlig opmærksomhed på præcision, sikkerhed og overvågning. Onkologiske sygeplejersker spiller en central rolle i at sikre, at patienterne får den højeste kvalitet af pleje, samtidig med at de minimerer de risici, der er forbundet med behandlingen.

Håndtering af bivirkninger

Hver patients oplevelse af kræft og dens behandling er unik. Håndtering af bivirkninger er en afgørende del af onkologisk behandling for at forbedre patienternes livskvalitet og sikre en sikker administration af behandlingerne. Sygeplejersker er ofte i frontlinjen, når det gælder uddannelse, overvågning og indgriben, når disse bivirkninger opstår.

1. Bivirkninger ved kemoterapi :
   - Kvalme og opkastning:
     - Ordination af antiemetika.
     - Kostråd: lette måltider, undgå fed eller krydret mad.
   - Myelosuppression :
     - Overvågning af blodtal.
     - Forholdsregler til forebyggelse af infektion.
     - Administration af vækstfaktorer, hvis det er nødvendigt.
   - Alopecia (hårtab) :
     - Råd om brug af tørklæder, huer eller parykker.
     - Forsikr patienten om, at dette tab er midlertidigt.
   - Mucositis (betændelse i munden) :
     - Tilskyndelse til god mundhygiejne.
     - Brug af beroligende mundskyllevand.
     - Tips til at undgå irriterende fødevarer.
2. Bivirkninger ved strålebehandling :
   - Hudreaktioner :
     - Brug af fugtgivende cremer anbefales.
     - Undgå at udsætte dig for solen.
     - Undgå stramt tøj.
   - Træthed :
     - Opmuntring til at hvile.
     - Planlæg aktiviteter på tidspunkter af dagen, hvor energiniveauet er på sit højeste.

- Fordøjelsesproblemer:
    - Kostråd: Spis små, hyppige måltider.
    - Administration af kvalmestillende medicin, hvis det er nødvendigt.
3. Bivirkninger ved immunterapi :
    - Autoimmune reaktioner :
        - Overvågning af symptomer som diarré, hududslæt eller ledsmerter.
        - Administration af immunosuppressive lægemidler, hvis det er nødvendigt.
    - Influenzalignende symptomer :
        - Administration af antipyretika og analgetika.
        - Opfordring til at drikke rigeligt med væske.
4. Psykologisk ledelse:
    - Angst og depression:
        - Lytning og følelsesmæssig støtte.
        - Henvisning til en psykolog eller psykiater, hvis det er nødvendigt.
        - Støttegrupper og komplementære terapier.
    - Ændret kropsbillede :
        - Hjælpe patienter med at udtrykke deres følelser.
        - Tilvejebringelse af ressourcer til at håndtere fysiske forandringer.
5. Smertebehandling :
    - Regelmæssig smertevurdering :
        - Brug af vurderingsskalaer.
        - Administration af analgetika som foreskrevet.
    - Ikke-medicinske teknikker :
        - Afslapning, meditation og vejrtrækningsteknikker.
        - Fysiske terapier som massage eller akupunktur.

Bivirkningerne ved onkologiske behandlinger kan variere betydeligt fra patient til patient. Effektiv håndtering kræver en individualiseret tilgang, proaktiv uddannelse og hurtig indgriben, når der opstår symptomer. Sygeplejersken spiller en central rolle som underviser, fortaler og støtte for patienten gennem hele behandlingsforløbet.

Psykologisk og relationel støtte

Kræftpatientens rejse er fyldt med både fysiologiske og psykologiske udfordringer. Pårørende, især sygeplejersker, spiller en nøglerolle i at yde følelsesmæssig og relationel støtte, hvilket er lige så afgørende som selve den medicinske behandling. Den menneskelige dimension af onkologi afsløres i kompleksiteten i forholdet mellem plejere og patienter og i vævet af støttenetværk.

1. Vigtigheden af kommunikation :
   - Aktiv lytning :
     - Vær lydhør over for patientens bekymringer.
     - Validér patientens følelser uden at dømme.
   - Terapeutiske kommunikationsteknikker :
     - Stil åbne spørgsmål.
     - Opsummere og omformulere for at sikre forståelse.
     - Brug evt. berøring til at etablere en forbindelse.
2. Psykologisk vurdering :
   - Identificering af tegn på nød :
     - Symptomer på angst, depression eller isolation.
     - Ændringer i adfærd eller humør.
   - Brug af vurderingsværktøjer :
     - Smerteskalaer, spørgeskemaer om livskvalitet.
3. Psykologisk støtte :
   - Henvisning til professionelle :
     - Psykologer, psykiatere, socialrådgivere.
     - Støttegrupper for kræftpatienter.
   - Komplementære behandlingsformer :
     - Kunstterapi, musikterapi.
     - Meditation, afslapning, vejrtrækningsteknikker.

4. Støtte på centrale stadier :
- Meddelelse om diagnose :
    - Støt patienten i det første chok.
    - At give klar og passende information.
- Under behandlingen :
    - Hjælp til at håndtere den usikkerhed og angst, der er forbundet med bivirkninger.
    - Udarbejde plejeplaner, der inkluderer psykologiske behov.
- I remission eller i slutningen af livet:
    - Tilskynd til diskussion af bekymringer og håb.
    - Facilitere samtaler om forhåndstilkendegivelser og ønsker om livets afslutning.

5. Forholdet til familien :
- Inddrag familien i diskussionerne:
    - Anerkende deres rolle som støtte.
    - Oplys folk om, hvad de kan forvente, og hvordan de kan hjælpe.
- Støttegrupper for pårørende :
    - Steder, hvor de kan udtrykke deres egen frygt og bekymring.

6. Støtte til plejeteamet :
- Genkendelse af udbrændthed:
    - Fremme af trivsel på arbejdspladsen.
    - Tilskynd til øjeblikke med dekompression.
- Supervision og diskussionsgrupper :
    - Rum, hvor plejere kan diskutere vanskelige sager.
    - Del erfaringer og få råd fra kolleger.

Kræft påvirker ikke kun kroppen, men også sindet. Psykologisk og relationel støtte er et væsentligt aspekt af onkologisk behandling. Det er en delikat dans mellem at give plads til at udtrykke sig, lytte aktivt og lede patienterne hen til passende interventioner. I denne dans står sygeplejersken ofte i forreste linje og tilbyder varme, medfølelse og ekspertise hele vejen igennem.

Kapitel 5

HÅNDTERING AF KOMPLIKATIONER

Neutropeni og risiko for infektion

Neutropeni, der er karakteriseret ved en reduktion i antallet af neutrofiler (en type hvide blodlegemer) i blodet, er en hyppig komplikation hos patienter, der gennemgår onkologisk behandling. Denne tilstand udsætter patienterne for en øget risiko for potentielt alvorlige infektioner. Sygeplejerskens rolle er derfor afgørende i forhold til at uddanne, overvåge og gribe hurtigt ind i tilfælde af infektiøse tegn.

1. Forståelse af neutropeni :
   - Neutrofiler og deres rolle :
     - Nøgleaktører i immunforsvarets reaktion på bakterielle infektioner.
     - Ødelægger aktivt indtrængende bakterier.
   - Årsager til neutropeni inden for onkologi :
     - Bivirkninger ved kemoterapi og strålebehandling.
     - Sygdomme i knoglemarven, som f.eks. leukæmi.
2. Genkendelse af tegn på infektion :
   - Generelle symptomer :
     - Feber, kulderystelser.
     - Træthed eller utilpashed.
     - Ledsmerter eller stivhed.
   - Lokaliserede symptomer :
     - Rødme, varme eller smerte i et sår.
     - Hoste, åndenød eller brystsmerter.
     - Mavesmerter, kvalme, opkastning eller diarré.
3. Sygeplejeinterventioner :
   - Patientuddannelse :
     - Tegn og symptomer på infektion, du skal holde øje med.
     - Hygiejneforanstaltninger til forebyggelse af infektioner.

- Klinisk overvågning :
    - Regelmæssig temperaturmåling.
    - Overvågning af vitale tegn og symptomer på infektion.
    - Blodprøver for at overvåge neutrofiltallet.
- Interventioner i tilfælde af feber :
    - Administration af antibiotika i overensstemmelse med protokoller.
    - Prøver taget til bakteriedyrkning.
    - Tæt overvågning for tegn på sepsis.

4. Forebyggende foranstaltninger :
- Beskyttende isolering :
    - I tilfælde af svær neutropeni bør der indføres isolation for at beskytte patienten mod eksterne infektioner.
- Rigorøs hygiejne :
    - Hyppig håndvask for både plejepersonale og patienter.
    - Brug af overfladedesinfektionsmidler.
- Ernæring :
    - Råd om fødevarer, man skal undgå for at begrænse risikoen for fødevarebårne infektioner.
    - Tilskynd til en afbalanceret kost for at styrke immunforsvaret.
- Vaccinationer :
    - Opdatering af anbefalede vaccinationer, medmindre det er kontraindiceret.

5. Psykologiske overvejelser :
- Angst relateret til neutropeni :
    - Berolig patienten om de foranstaltninger, der er truffet for at forebygge infektioner.
    - Tilbyd psykologisk støtte til at håndtere frygten for infektion.
- Uddannelse i selvovervågning :
    - Tilskynd patienterne til at tage ansvar for deres eget helbred ved selv at holde øje med tegn på infektion.

Neutropeni er en udfordring i behandlingen af onkologiske patienter. Sygeplejerskerne befinder sig i krydsfeltet mellem uddannelse, monitorering og intervention. Effektiv, proaktiv håndtering af neutropeni hjælper med at minimere komplikationer og giver patienterne den bedst mulige livskvalitet. Nøglen er forudseenhed, lydhørhed og tæt samarbejde mellem patienten og sundhedsteamet.

Metaboliske lidelser

Metaboliske forstyrrelser henviser til abnormiteter i kroppens biokemiske processer, der påvirker omdannelsen og brugen af næringsstoffer. I forbindelse med onkologi kan disse ubalancer opstå som følge af selve tumoren, anti-cancerbehandlinger eller som en komorbiditet. Sygeplejersker spiller en vigtig rolle i at opdage, håndtere og uddanne patienter om disse lidelser.

1. Introduktion til stofskiftesygdomme :
   - Definition og betydning :
   - Metabolismens grundlæggende mekanismer.
   - Hvordan kræftformer og deres behandlinger kan forstyrre disse processer.
2. Almindelige metaboliske forstyrrelser i onkologi :
   - Malign hypercalcæmi :
     - Overdreven frigivelse af calcium i blodet på grund af visse tumorer.
     - Symptomer: intens tørst, hyppig vandladning, forstoppelse, træthed, forvirring.
   - Tumorlysesyndrom :
     - Hurtig ødelæggelse af tumorceller, som frigiver store mængder stoffer i blodbanen.
     - Tilknyttede risici: nyresvigt, hjertearytmier, kramper.

- Forstyrrelser i kulhydratmetabolismen :
  - Kræftformer, der kan ændre kroppens evne til at bruge glukose, hvilket kan føre til sygdomme som diabetes.

3. Diagnose og overvågning :
   - Blodprøver :
     - Regelmæssig kontrol af elektrolyt-, glukose- og urinsyreniveauer.
     - Tidlig opdagelse af anomalier for at undgå komplikationer.
   - Klinisk evaluering :
     - Identificer symptomer, der tyder på en stofskiftesygdom.
     - Kontinuerlig patientovervågning.

4. Sygepleje og interventioner :
   - Hydrering :
     - Fremmer udskillelsen af overskydende stoffer.
     - Kan kræve intravenøs infusion afhængigt af tilstandens sværhedsgrad.
   - Medicin :
     - Administration af midler til at balancere elektrolytniveauer.
     - For eksempel bisfosfonater mod hypercalcæmi.
   - Patientuddannelse :
     - Giv information om de tegn og symptomer, man skal være opmærksom på.
     - Vigtigheden af regelmæssig overvågning og medicinsk opfølgning.

5. Forebyggelse og praktiske råd :
   - Kost :
     - Specifikke kostanbefalinger, f.eks. begrænsning af calciumrige fødevarer i tilfælde af hypercalcæmi.
   - Overholdelse af behandling :
     - Vigtigheden af at overholde medicinordinationer for at undgå ubalancer.

- Fysisk aktivitet :
    - Stimulerer stofskiftet og hjælper med at regulere mange kropslige processer.

Metaboliske forstyrrelser er potentielt alvorlige komplikationer inden for onkologi. Gennem omhyggelig overvågning, uddannelse og tidlig indgriben spiller sygeplejersker en afgørende rolle i forebyggelsen af komplikationer og håndteringen af de berørte patienter. I tæt samarbejde med resten af det medicinske team sikrer sygeplejersken, at patienten får den bedst mulige pleje til at håndtere disse metaboliske udfordringer.

Smerter i onkologi

Smerter er en af de største bekymringer for kræftpatienter. Det kan skyldes selve tumoren, anti-cancerbehandlinger eller andre samtidige tilstande. Som en del af onkologisk pleje er det vigtigt at genkende, vurdere og behandle smerter effektivt. Sygeplejersker, som er kernen i patientplejen, spiller en central rolle i denne proces.

1. Forståelse af smerte i onkologi :
    - Typer af smerte :
        - Nociceptiv smerte: forårsaget af vævsskade (f.eks. en tumor, der presser mod organer eller knogler).
        - Neuropatisk smerte: forårsaget af skade på eller dysfunktion i nervesystemet.
        - Blandet smerte: kombination af de to ovenstående.
    - Faktorer, der påvirker smerte :
        - Placering og type af kræft.
        - Stadie af sygdommen.
        - Nuværende eller tidligere behandlinger.

2. Vurdering af smerte :
- Vurderingsskalaer :
    - Visuelle analoge skalaer, numeriske skalaer, beskrivende skalaer.
    - Vigtigheden af regelmæssig vurdering for passende pleje.
- Smertehistorie :
    - Placering, karakteristika, varighed, udløsende eller beroligende faktorer.

3. Sygeplejeinterventioner og håndtering :
- Medicin :
    - Analgetika: fra paracetamol til opioider, afhængigt af smertens sværhedsgrad.
    - Co-adjuverende lægemidler: til behandling af neuropatiske smerter eller for at øge effekten af analgetika.
- Ikke-medikamentelle behandlinger :
    - Afslapnings- og meditationsteknikker.
    - Massage, fysioterapi.
    - Akupunktur.
- Patientuddannelse :
    - Information om smerter og deres behandling.
    - Tilskynd patienterne til at udtrykke deres smerte og tage aktiv del i håndteringen af den.

4. Håndtering af bivirkninger ved smertebehandlinger :
- Effekter af opioider :
    - Forstoppelse, kvalme, døsighed, respirationsdepression.
    - Vigtigheden af forebyggelse og passende pleje.
- Overvågning af tolerance og afhængighed :
    - Regelmæssige dosisjusteringer.
    - Vurdering af behovet for opioidafvænning eller -rotation.

5. Psykologiske aspekter af smerte :
- Følelsesmæssig påvirkning :
    - Smerter kan forårsage stress, angst og depression.
    - Betydningen af psykologisk støtte.

- Kommunikation :
    - Skab et miljø, hvor patienterne føler sig trygge ved at tale om deres smerter.
    - Arbejde tæt sammen med et tværfagligt team: onkologer, psykologer, smertespecialister.

Smerter inden for onkologi er en konstant og multidimensionel udfordring. Holistisk håndtering, der tager hensyn til fysiologiske, følelsesmæssige og sociale aspekter, er afgørende. Sygeplejersker er i kraft af deres nærhed til patienten ideelt placeret til at vurdere, behandle og uddanne patienter om deres smerter i samarbejde med alle de sundhedsprofessionelle, der er involveret i deres pleje.

Komplikationer specifikke behandlinger

Kampen mod kræft er baseret på en række forskellige behandlinger, som, selvom de er effektive, nogle gange kan føre til alvorlige komplikationer. Onkologiske sygeplejersker skal være i stand til at genkende disse komplikationer på et tidligt tidspunkt, gribe ind, hvor det er muligt, og henvise patienterne til de rette specialister. De er også ansvarlige for den terapeutiske uddannelse af patienterne og for at informere dem om risici og advarselssignaler.

1. Kemoterapi :
    - Mucositis:
        - Inflammation og sårdannelse i slimhinder, især i munden.
        - Rådgivning om mundhygiejne, blød kost, smertebehandling.
    - Perifere neuropatier :
        - Sensoriske, motoriske eller autonome forstyrrelser.

- Overvågning, forebyggelse (f.eks. undgå kulde) og passende medicinering.
- Myelosuppression :
  - Nedsat produktion af blodceller.
  - Risiko for infektion, anæmi og blødning.

2. Strålebehandling :
- Hudreaktioner :
  - Erytem, afskalning, forbrændinger.
  - Lokal pleje, fugtgivende cremer, UV-beskyttelse.
- Træthed :
  - Akkumulerende, nogle gange vedvarende efter behandling.
  - Råd til at gøre hverdagen mere behagelig og opmuntre til tilpasset fysisk aktivitet.
- Synkeproblemer (under bestråling af livmoderhalsen) :
  - Smerte, falske ruter.
  - Tilpasset kost, arbejdsstillinger, mulig genoptræning.

3. Immunterapi :
- Autoimmune reaktioner :
  - Hud-, fordøjelses- og luftvejslidelser osv.
  - Overvågning af tegn, immunosuppressiv behandling om nødvendigt.
- Cytokinfrigivelsessyndrom :
  - Feber, træthed, hjerteproblemer.
  - Hospitalsindlæggelse, medicinsk behandling.

4. Hormonbehandling :
- Humørsvingninger :
  - Depression, irritabilitet.
  - Psykologisk støtte, passende behandling, hvis det er nødvendigt.
- Hedeture :
  - Især med antiøstrogenbehandlinger.
  - Tilpasningsrådgivning, symptomatisk behandling.

- Osteoporose :
    - Knoglernes skrøbelighed.
    - Calcium- og D-vitamintilskud, bisfosfonater.
5. Målrettede terapier :
    - Hudtoksicitet :
        - Udslæt, tørhed, kløe.
        - Dermatologisk pleje, dosisjustering.
    - Leverlidelser :
        - Forhøjede leverenzymer, hepatitis.
        - Biologisk overvågning, symptomatisk behandling.

Udvalget af onkologiske behandlinger er stort, og der er mange potentielle komplikationer. Sygeplejersker, der står i forreste linje, skal være opmærksomme på disse komplikationer for at kunne handle og uddanne effektivt. Tværfaglig ledelse kombineret med konstant årvågenhed optimerer patientens komfort og sikkerhed gennem hele behandlingsforløbet.

Kapitel 6

LIVETS AFSLUTNING OG PALLIATIV PLEJE

Holistisk tilgang til patienten i terminalfasen

At tage sig af en uhelbredeligt syg patient er en af de mest følsomme, men også en af de mest afgørende udfordringer inden for onkologi. Ud over de fysiske symptomer er det hele personen - deres følelser, overbevisninger, relationer og behov - der er i centrum for bekymringerne. Den holistiske tilgang søger at omfatte alle disse aspekter og anerkender, at hver patient er unik, og det samme er deres oplevelse af sygdom og livets afslutning.

I denne sammenhæng er det ikke længere kun et spørgsmål om at komme sig, men om livskvalitet, værdighed og komfort. Hver gestus, hvert ord, hver beslutning skal være præget af respekt, empati og venlighed. Sygeplejersken spiller en central rolle her, ofte det første kontaktpunkt, den, der observerer, beroliger og støtter.

Smerte, som er allestedsnærværende, er ikke kun fysisk. Den er også følelsesmæssig, psykologisk og endda spirituel. Den fremkalder frygt, tab og forventet sorg. Smertebehandling er flerdimensionel: fra smertestillende midler til komplementære terapier og psykologisk og åndelig støtte.

Patienternes sociale og relationelle behov er ikke udeladt. Familier og venner er alle dybt påvirkede af patientens tilgang til livets afslutning. De har brug for at blive hørt, støttet og vejledt. Diskussioner om forhåndstilkendegivelser og ønsker om livets afslutning gribes an med følsomhed, men også med klarhed, så patienter og deres familier kan forberede sig, forstå og acceptere.

Det åndelige aspekt, som alt for ofte overses, er af afgørende betydning for mange patienter. Uanset om det er religiøse ritualer, meditation eller bare dybe samtaler, skal der være plads til disse eksistentielle spørgsmål, til denne søgen efter mening, som ofte ledsager den terminale fase.

Endelig selve døden. Det er et intimt øjeblik, helligt for nogle, og det skal være omgivet af blidhed og respekt. Miljøet, den behagelige pleje, sygeplejerskernes diskrete, men velvillige tilstedeværelse bidrager alt sammen til at gøre dette øjeblik til en fredfyldt overgang.

Den holistiske tilgang til den uhelbredeligt syge patient er ikke bare en række handlinger eller protokoller. Det er en filosofi, en holdning, der sætter patienten og hans eller hendes helhed i centrum for vores bekymringer og anerkender menneskelivets rigdom og kompleksitet, men også skrøbelighed.

Smertebehandling i den terminale fase

Smerter i den terminale fase er en af de største bekymringer for plejere og familier. Den kan være allestedsnærværende, omskiftelig, nogle gange undvigende, men altid frygtet. Smerten er ikke kun fysisk; den omfatter også følelsesmæssige, psykologiske og spirituelle dimensioner. Holistisk håndtering af denne smerte er afgørende for at sikre, at patienterne nyder livskvalitet og værdighed lige til det sidste.
På det **fysiologiske** plan kan smerter skyldes sygdommens udvikling, bivirkninger ved behandlingen eller andre ledsagende sygdomme. For at vurdere smerte er det vigtigt at bruge passende smerteskalaer og at forstå dens natur (nociceptiv, neuropatisk), intensitet og lokalisering. Smertestillende midler, fra de simpleste til stærke opioider som morfin, er grundpillerne i denne behandling. De skal

administreres efter princippet om optrapning, hvor man starter med det mindst potente, mens man hurtigt tilpasser doserne for at opnå optimal lindring.

Men ud over medicin har andre tilgange vist sig at være effektive. **Fysioterapi**, **termisk terapi** (varm eller kold), visse **nervestimuleringsteknikker** og **akupunktur** kan alle bruges. Det er også muligt at overveje **kirurgiske indgreb** for at blokere visse genstridige smerter.

Følelsesmæssigt og psykologisk er smerte tæt forbundet med frygt, angst og det forventede tab af selvet. Det er derfor afgørende at diskutere disse aspekter med patienten. Psykologisk støtte, hvad enten den ydes af en psykolog, en psykiater eller endda af sygeplejeteamet, er grundlæggende. Angstdæmpende midler og antidepressiva kan også hjælpe.

Den **åndelige** dimension af smerte er særlig vigtig i den terminale fase. For nogle patienter kan smerten opleves som en straf eller være forbundet med dybe eksistentielle spørgsmål. Åndelig støtte, hvad enten den ydes af en præst, imam, rabbiner, buddhistisk munk eller en anden åndelig figur, kan hjælpe patienterne med at finde mening og fred i deres smerte.
Endelig er kommunikation hjørnestenen i denne pleje. Hver patient er unik, og det samme er hver smerte. At lytte, observere, justere behandlinger og berolige er alt sammen en del af den daglige rutine, der sikrer reel lindring.

Håndtering af smerter i den terminale fase er en kunst, der kræver både tekniske færdigheder og dyb menneskelighed. Det ultimative mål er at gøre det muligt for patienterne at leve deres sidste tid så roligt som muligt, omgivet af deres kære og fri for lidelse.

Støtte til familie og venner

Når man står over for en sygdom, er det ikke kun patienten, der bliver påvirket, men en hel kreds af kære, der graver sig omkring dem og deler deres bekymringer, håb og smerte. Familie og venner bliver alle påvirket på dybtgående og forskellige måder. De spiller en central rolle i at støtte patienten, men de søger til gengæld støtte og forståelse. Deres psykologiske og følelsesmæssige velbefindende er uløseligt forbundet med patientens livskvalitet.

Når diagnosen meddeles, er chokket ofte brutalt. Nyheden om en alvorlig sygdom som kræft fremkalder et væld af følelser: benægtelse, vrede, sorg, frygt. Det er vigtigt, at det medicinske team tager sig tid til at inddrage familien i disse indledende diskussioner, besvare spørgsmål, afklare tvivl og tilbyde et lyttende øre.

Efterhånden som sygdommen skrider frem, står de pårørende over for en række udfordringer. Usikkerhed om udfaldet, lange indlæggelser, pleje i hjemmet og følelser af hjælpeløshed skaber alle betydelig stress. Sundhedspersonalet skal trænes i at genkende disse tegn på stress og henvise familierne til de rette ressourcer: psykologer, socialarbejdere, støttegrupper.

Støttegrupper er særligt gavnlige. De tilbyder et sikkert sted, hvor familier kan dele deres erfaringer, frygt og håb med andre, der gennemgår lignende prøvelser. Følelsen af, at de ikke er alene i denne kamp, er ofte en kilde til trøst.

For familier med børn bliver situationen endnu mere kompleks. Hvordan taler man med et barn om dets sygdom? Hvordan forklarer man forældrenes fravær fra hjemmet? Hvordan beroliger man dem? Specialister i børnepsykologi kan hjælpe forældrene med at navigere i disse urolige vande og sikre barnets følelsesmæssige velbefindende.

Når sygdommen udvikler sig til en fremskreden eller terminal fase, bliver støtten til familien endnu mere afgørende. Diskussioner om pleje ved livets afslutning, forhåndsdirektiver og støtte til palliativ pleje skal gribes an med følsomhed. Efter dødsfaldet begynder sorgarbejdet, en vej fyldt med faldgruber. Støtten skal fortsætte, hvad enten det er gennem sorgterapi, støttegrupper eller blot et sympatisk øre.

Sygdom påvirker ikke kun patienten, men hele samfundet omkring dem. Støtte til familie og venner er en vigtig del af onkologisk pleje, et ansvar, der deles af hele det medicinske team. Omsorg for familie og venner betyder også omsorg for patienten, fordi deres velbefindende er uløseligt forbundet.

# Kapitel 7

DEN FØLELSESMÆSSIGE DIMENSION

Håndtering af stress og udbrændthed

At arbejde inden for onkologi er utvivlsomt et af de mest krævende medicinske specialer, både fysisk og følelsesmæssigt. Onkologisk sundhedspersonale konfronteres dagligt med lidelse og død, men også med håb og helbredelse, og de befinder sig ofte i en følelsesmæssig frontlinje. Den akkumulerede byrde kan føre til kronisk stress og i sidste ende udbrændthed. Forståelse og anerkendelse af disse fænomener er afgørende for at sikre plejepersonalets trivsel og dermed kvaliteten af den pleje, der tilbydes patienterne.

Stress inden for onkologi kan have mange årsager: den daglige konfrontation med døden, etiske dilemmaer, presset for at træffe afgørende beslutninger, det hektiske tempo på visse afdelinger eller håndteringen af forholdet til patienter og deres familier. Når denne stress er vedvarende og dårligt håndteret, kan det føre til **udbrændthed**. Udbrændthed manifesterer sig som intens træthed, tab af interesse for arbejdet, reduceret empati og en forværring af interpersonelle relationer.

Så hvordan møder vi disse udfordringer?
- **Anerkendelse og bevidsthed**: Det første skridt mod en løsning er ofte at anerkende problemet. Hospitaler og klinikker skal gøre deres teams opmærksomme på tegnene på stress og udbrændthed og fremme en kultur, hvor det er acceptabelt at tale om vanskeligheder.
- **Træning i stresshåndtering**: Workshops og seminarer om stresshåndteringsteknikker som meditation, mindfulness og afslapningsteknikker kan være en stor hjælp.
- **Supervision og psykologisk støtte**: Regelmæssige supervisionssessioner, hvor plejepersonalet kan diskutere deres svære sager, deres følelser og

reaktioner, kan være med til at afhjælpe mange stressede situationer.
- **Balance mellem arbejde og privatliv**: At opmuntre teams til at tage tid til sig selv, til at koble fra, til at bruge tid med deres familier, til at deltage i afslappende eller sportslige aktiviteter er afgørende for at genoplade batterierne.
- **Peer support-grupper**: At skabe rum, hvor fagfolk kan dele deres erfaringer, udfordringer og succeser, kan give et værdifuldt følelsesmæssigt afløb.
- **Gennemgå arbejdets organisering**: For stor arbejdsbyrde, uregelmæssige arbejdstider og mangel på pauser kan bidrage til udbrændthed. Så det er vigtigt regelmæssigt at vurdere, hvordan dit arbejde er organiseret, og foretage de nødvendige justeringer.
- **Løbende træning**: Regelmæssig opdatering af din viden og dine færdigheder kan øge din følelse af kompetence og effektivitet og dermed reducere stress.

Håndtering af stress og udbrændthed er ikke en engangsforeteelse, men en langsigtet forpligtelse, der kræver involvering af alle aktører i sundhedssystemet. Ved at tage sig af plejepersonalet garanterer sundhedsinstitutionerne kvaliteten og menneskeligheden i den pleje, de tilbyder deres patienter.

Forholdet mellem sygeplejerske og patient: Opbygning af tillid

I den komplekse og ofte destabiliserende medicinske verden, og især i onkologien, spiller forholdet mellem sygeplejerske og patient en afgørende rolle. Det er en terapeutisk alliance, hvor sygeplejersken med sin ekspertise og empati vejleder, beroliger og støtter patienten gennem diagnosens, behandlingens og opfølgningens slyngninger. Etablering af tillid er derfor afgørende for dette forholds succes.

Tillid kommer ikke af sig selv; den skal opbygges, plejes og vedligeholdes. For patienter er sygdom ofte ensbetydende med sårbarhed, angst og nogle gange endda isolation. I denne sammenhæng er sygeplejersken en søjle af tillid, en valgfri partner, en ledsager.

1. **Aktiv lytning: Det** første skridt til at opbygge tillid er virkelig at lytte. Sygeplejersken skal være tilgængelig og opmærksom på, hvad patienten siger, hvad enten det er verbalt eller nonverbalt. Denne aktive lytning hjælper med at identificere patientens bekymringer, frygt og håb.

2. **Klar og gennemsigtig kommunikation:** For at opbygge en solid tillid skal sygeplejerskerne være i stand til at give information, der er præcis, forståelig og skræddersyet til patientens behov. Det indebærer nogle gange at forenkle kompleks medicinsk jargon eller forklare den samme procedure flere gange, indtil patienten føler sig tryg.

3. **Empati:** Empati er evnen til at sætte sig i en anden persons sted, til at føle og forstå, hvad vedkommende går igennem. Det er en vigtig egenskab for sygeplejersker. Det gør dem i stand til at etablere et følelsesmæssigt bånd, en nærhed, der beroliger og lindrer.

4. **Konsistens:** Tillid næres også af konsistens i relationen. Regelmæssig opfølgning, forudsigelige holdninger og konstant tilgængelighed styrker patientens følelse af tryghed.

5. **Ærlighed:** Hvis sygeplejersken ikke ved, hvordan hun skal svare på et spørgsmål, eller hvis en situation er usikker, er det vigtigt at være ærlig og sige det. På den måde undgår man at skabe falske forventninger og styrker troværdigheden.

6. **Fortrolighed:** At respektere fortroligheden af patientoplysninger er ikke kun en juridisk og etisk forpligtelse, det er også en garanti for tillid. Patienterne har

brug for at vide, at deres data, fortrolighed og privatliv er beskyttet.

7. Engagement: At vise patienterne, at du er oprigtigt engageret i deres velbefindende, deres helbredelse og deres støtte, betyder at forsikre dem om, at de ikke er alene i denne prøvelse.

I den følelsesmæssige storm, som sygdom kan udgøre, er forholdet mellem sygeplejerske og patient et fyrtårn, et beroligende referencepunkt. At etablere og opretholde denne tillid er en kunst, en vigtig færdighed, der ikke kun garanterer kvaliteten af plejen, men også patientens velbefindende og sindsro. Inden for onkologi kan denne tillid gøre hele forskellen og give håb og trøst i de sværeste tider.

Betydningen af teamwork

Onkologiens multidimensionelle natur kræver en samarbejdsorienteret tilgang. Kræftpatienter står ikke kun over for en fysisk sygdom; de konfronteres også med en hvirvelvind af følelser, beslutninger, der skal træffes, og omvæltninger i deres daglige liv. Kræftbehandling er ikke en opgave for en enkelt fagperson, men for et sammentømret, engageret og komplementært team.

1. Omfattende pleje: Kræft påvirker kroppen på flere niveauer. Der er selvfølgelig selve tumoren, men også bivirkningerne af behandlingen, de følelsesmæssige og psykologiske eftervirkninger og de sociale og familiemæssige påvirkninger. Et team bestående af onkologer, sygeplejersker, psykologer, diætister, socialrådgivere og andre specialister kan håndtere alle disse aspekter på en holistisk måde.

2. Komplementære færdigheder: Hvert medlem af teamet bidrager med unik ekspertise. Onkologen kan fastlægge den bedste behandlingsplan, sygeplejersken støtter og beroliger patienten i det daglige, psykologen hjælper med at håndtere stress og følelser, og diætisten giver råd om håndtering af behandlingsrelaterede spiseforstyrrelser. Denne synergi sikrer, at patienterne får gavn af den bedste viden og de bedste færdigheder, der er til rådighed.

3. **Sammenhængende kommunikation:** I et tæt sammentømret team flyder informationerne glat og effektivt. Det sikrer, at hver enkelt fagperson har adgang til de nyeste og mest relevante data om patienten. Det er vigtigt for at undgå fejl og dobbeltarbejde og for at garantere kontinuitet i plejen.

4. **Følelsesmæssig og professionel støtte:** At arbejde inden for onkologi er givende, men det er også hårdt arbejde. Der er mange følelsesmæssige udfordringer. At være en del af et team betyder, at man har kolleger, man kan regne med, og som man kan dele sine bekymringer, succeser og tvivl med. Denne solidaritet er et bolværk mod udbrændthed.

5. **Intellektuel stimulering:** Medicin er et område i konstant udvikling. I et team kan medlemmerne diskutere den nyeste forskning, dele deres erfaringer og lære af hinanden. Det er grobund for innovation og ekspertise.

6. **Personlig pleje:** Takket være et tværfagligt team er det muligt at skræddersy plejen til den enkelte patients individuelle behov. Alle er unikke, og den samarbejdsbaserede tilgang betyder, at vi kan reagere på hver enkelt persons specifikke behov.

Teamwork inden for onkologi er ikke bare en mulighed, det er en nødvendighed. Det er kernen i optimal patientpleje og sikrer, at alle aspekter af patientens sygdom behandles med dygtighed, medfølelse og effektivitet. I dette menneskelige og medicinske eventyr er professionel solidaritet en uvurderlig styrke for både plejere og patienter.

Kapitel 8

CASESTUDIER

Case 1: Lymfom og komplikationer

Lymfom er en kræftform, der udvikler sig fra lymfocytter, en type hvide blodlegemer, som er afgørende for, at vores immunsystem fungerer korrekt. Som med alle kræftformer kræver behandlingen af lymfom en global tilgang, for ud over selve sygdommen kan patienterne støde på forskellige komplikationer, der enten er knyttet til sygdommen eller til behandlingerne.

1. Komplikationer forbundet med sygdommen :
   - **Tumorsyndrom:** I nogle tilfælde nedbrydes kræftceller hurtigt og frigiver stoffer i blodbanen, som kan forårsage nyreproblemer eller hjerteproblemer.
   - **Rygmarvskompression:** Væksten af en tumormasse kan komprimere rygmarven og forårsage smerte, svaghed eller endda lammelse.
   - **Svækket immunforsvar:** Fordi lymfom påvirker immunforsvaret, er patienterne ofte mere modtagelige for infektioner.
   - **Vena cava superior-syndrom:** Kompression eller obstruktion af vena cava superior på grund af en tumor kan forårsage hævelse af ansigt, hals, arme og øvre del af brystet.
   - **Væskeophobning:** Nogle lymfomer kan forårsage væskeophobning omkring hjertet (perikarditis) eller lungerne (pleuritis).

2. Behandlingsrelaterede komplikationer :
   - **Neutropeni:** Kemoterapi kan føre til en reduktion af hvide blodlegemer, hvilket øger risikoen for infektioner.
   - **Anæmi:** En reduktion af røde blodlegemer kan forårsage træthed, bleghed og åndenød.
   - **Trombocytopeni:** En reduktion i blodpladerne kan forårsage blødninger eller blå mærker.

- **Hjertetoksicitet:** Nogle lægemidler kan påvirke hjertet, så det er vigtigt at overvåge hjertefunktionen regelmæssigt under behandlingen.
- **Perifer neuropati:** Nogle behandlinger kan påvirke nerverne og forårsage prikken, stikken eller smerte.
- **Tumorlysesyndrom: Dette er en** medicinsk nødsituation forårsaget af den hurtige frigivelse af tumorceller i blodbanen efter behandlingens start.
- **Infertilitet:** Kemoterapi og strålebehandling kan påvirke fertiliteten.
- **Andre kræftformer:** Selvom det er sjældent, kan behandling for lymfom øge risikoen for at udvikle en anden type kræft i fremtiden.

Behandlingen af lymfom kræver streng medicinsk overvågning for at opdage og behandle disse komplikationer hurtigt. Det kan være en udfordrende rejse, men med en holistisk tilgang, der tager hensyn til både sygdommen og patientens generelle velbefindende, kan mange udfordringer overvindes. Forskningen fortsætter også med at forbedre behandlingerne, reducere bivirkningerne og forbedre overlevelsesraten.

Tilfælde 2: Karcinom i brystet og postoperativ rekonstruktion

Brystkræft er en af de mest almindelige kræftformer hos kvinder. Diagnosen og behandlingen af brystkræft kan have dybe konsekvenser, både fysisk og følelsesmæssigt. For mange kvinder er en del af helingsprocessen efter en mastektomi (fjernelse af brystet) eller konservativ kirurgi brystrekonstruktion. Denne rekonstruktion spiller en vigtig rolle i den fysiske og psykiske rehabilitering.

1. Hvorfor vælge brystrekonstruktion?
   - **Genopretning af kropsbilledet:** For nogle kvinder hjælper brystrekonstruktion med at genoprette selvtilliden og overvinde det traume, der er forbundet med tabet af et bryst.
   - **Symmetri:** Hvis kun det ene bryst har været ramt af kræft, kan rekonstruktion hjælpe med at genoprette symmetrien mellem de to bryster.
   - **Personligt valg:** Alle kvinder er forskellige. Nogle vælger måske ikke at gennemgå en rekonstruktion eller at bære en ekstern brystprotese. Beslutningen om at rekonstruere brystet eller ej er en dybt personlig beslutning.
2. Muligheder for brystrekonstruktion :
   - **Rekonstruktion med proteser:** Denne metode bruger silikone- eller saltvandsimplantater til at omforme brystet. Det er en af de mest almindelige teknikker.
   - **Autolog rekonstruktion:** Også kendt som "rekonstruktion af kropsvæv", hvor man bruger væv fra andre dele af kroppen, f.eks. maven, låret eller ryggen, til at skabe et nyt bryst.
   - **Kombineret rekonstruktion:** Denne metode kombinerer brugen af implantater og autologt væv.
   - **Rekonstruktion af** brystvorte **og areola:** Efter rekonstruktion af brystet vælger nogle kvinder også at rekonstruere brystvorten og areola for at få et mere naturligt udseende.
3. Øjeblikke, der er befordrende for genopbygning :
   - **Umiddelbar rekonstruktion:** Dette gøres på samme tid som mastektomien. Der kræves kun én operation, hvilket kan være mindre traumatisk for nogle kvinder.
   - **Forsinket rekonstruktion:** Denne udføres efter mastektomien, ofte efter andre behandlinger som kemoterapi eller strålebehandling.

4. Hvad du skal vide, før du tager springet:
- **Variable resultater:** Resultaterne af rekonstruktion varierer fra kvinde til kvinde. Det er vigtigt at diskutere forventninger og mulige resultater med din kirurg.
- **Mulige komplikationer:** Som ved enhver operation er der risici forbundet med brystrekonstruktion, såsom infektion, implantatkomplikationer eller ardannelse.
- **Følsomhed:** Følsomheden i det rekonstruerede bryst kan afvige fra følsomheden i det oprindelige bryst.
- **Medicinsk opfølgning:** Selv efter rekonstruktionen er det vigtigt at fortsætte med regelmæssige kontroller for at sikre, at kræften ikke vender tilbage.

Beslutningen om at gennemgå en brystrekonstruktion efter brystkræft er en intim og individuel rejse. Med nutidens medicinske fremskridt har kvinder flere muligheder end nogensinde for at genvinde en følelse af tilfredsstillelse og velvære efter en brystkræftdiagnose.

Tilfælde 3: Sarkom: en tværfaglig udfordring

Sarkomer er en heterogen gruppe af kræftformer, der udvikler sig i bindevæv som knogler, muskler, sener, brusk og fedt. På grund af deres sjældenhed og mangfoldighed kræver deres behandling en tværfaglig tilgang for at sikre den bedst mulige behandling og opfølgning.

1. Karakteristik af sarkom :
- **Mangfoldighed:** Sarkomer kan forekomme i alle dele af kroppen, og der findes over 70 histologiske undertyper. Det giver særlige diagnostiske og terapeutiske udfordringer.
- **Sjældne:** Sarkomer udgør kun omkring 1% af alle kræftformer hos voksne, men de er mere almindelige hos børn.

- **Variabel aggressivitet:** Ikke alle sarkomer er aggressive. Nogle kan vokse langsomt og forblive lokaliserede, mens andre er meget aggressive og metastatiske.
2. Vigtigheden af en multidisciplinær tilgang :
    - **Præcis diagnose:** En **præcis** diagnose er afgørende for at bestemme sarkomets type og stadie. Det kræver et tæt samarbejde mellem radiologer, patologer og onkologer.
    - **Behandlingsplanlægning** : Behandlingsmulighederne kan omfatte kirurgi, kemoterapi, strålebehandling eller en kombination af disse metoder. Et udvalg af specialister, herunder kirurger, medicinske onkologer og stråleterapeuter, mødes ofte for at udarbejde en plan, der er skræddersyet til den enkelte patient.
    - **Rekonstruktion:** I tilfælde, hvor et sarkom kræver en større operation, kan plastikkirurger tilkaldes til rekonstruktion for at bevare funktion og udseende så meget som muligt.
3. Overvågningens afgørende rolle :
    - **Tidlig opdagelse af tilbagefald:** Sarkomer, især aggressive former, kan komme igen. Regelmæssig opfølgning med billedundersøgelser er afgørende for tidlig opdagelse af eventuelle tilbagefald.
    - **Rehabilitering:** På grund af den potentielle påvirkning af funktionen (f.eks. hvis sarkomet sidder i nærheden af et større led eller en muskel), kan patienterne have brug for fysioterapi eller andre former for rehabilitering.
    - **Psykologisk støtte:** Sarkomets ofte aggressive natur kombineret med behandlingens kompleksitet kan have psykologiske konsekvenser. Psykologisk støtte eller rådgivning er ofte afgørende for at hjælpe patienterne med at navigere gennem disse udfordringer.

4. Forskning og udvikling :
På grund af sarkomernes sjældenhed er forskningssamarbejde afgørende. Internationale netværk og konsortier fokuserer på at udvikle nye behandlinger og forstå sarkomernes biologi.

Behandlingen af sarkomer symboliserer vigtigheden af en multidisciplinær tilgang til onkologi. Fra præcis diagnose til behandlingsplanlægning og opfølgning efter behandling kræver hvert trin samarbejde mellem dedikerede specialister for at give patienterne den bedst mulige chance for succes og livskvalitet.

Kapitel 9

KOMMUNIKATION I ONKOLOGI

De færdigheder, du har brug for til effektiv kommunikation

I den store verden af menneskelig interaktion er kommunikation grundstenen. Det er gennem kommunikation, at vi udtrykker vores behov, ideer, følelser og intentioner. Så for at kommunikationen skal være virkelig effektiv, er det afgørende at have et sæt færdigheder, der rækker langt ud over den simple overførsel af information. Lad os tage et kig på de essentielle færdigheder, du skal mestre for virkelig effektiv kommunikation.

1. Aktiv lytning :
Selv før man taler, er det afgørende at lære at lytte. Aktiv lytning kræver fuld opmærksomhed på taleren, at man undgår afbrydelser, og at man viser tegn på engagement, f.eks. ved at nikke eller have øjenkontakt.
2. Klarhed og kortfattethed :
Enkelhed er ofte den bedste måde at undgå misforståelser på. Det er vigtigt at formulere sine tanker klart og præcist og undgå unødvendig jargon eller overflødige detaljer.
3. Tilpasningsevne :
Ikke alle mennesker er ens. Hvis du ved, hvordan du tilpasser dit sprog, din tone og din tilgang, så det passer til dit publikum, bliver dit budskab bedre modtaget.
4. Empati :
Evnen til at sætte sig i den andens sted er central. Det gør os ikke kun i stand til at forstå den andens synspunkt, men også til at reagere hensigtsmæssigt på deres følelser eller bekymringer.
5. Mestring af nonverbalt sprog :
Det meste af vores kommunikation er nonverbal. Ansigtsudtryk, kropsholdning, toneleje og bevægelser kan alle formidle budskaber, nogle gange mere kraftfuldt end ord i sig selv.

6. Håndtering af følelser :
Det er vigtigt at vide, hvordan man håndterer sine følelser, især i konfliktsituationer. At bevare roen, undgå at gå i forsvarsposition og anerkende sine egne følelser er afgørende skridt.

7. Formulering af spørgsmål :
At stille de rigtige spørgsmål - på det rigtige tidspunkt - kan hjælpe med at afklare tvetydigheder, uddybe en diskussion eller opmuntre den anden person til at udtrykke sig yderligere.

8. Konstruktiv feedback :
At give og modtage feedback er en vigtig færdighed. Det er vigtigt at vide, hvordan man giver konstruktiv feedback, fokuserer på specifikke punkter og undgår personlige angreb.

9. Selvsikkerhed :
At udtrykke sine behov, følelser eller meninger respektfuldt, men tydeligt, er en vigtig færdighed. På den måde undgår man misforståelser og opbygger gensidig tillid.

10. Tålmodighed :
Tålmodighed er ofte undervurderet, men det er fundamentalt. At vente på det rette øjeblik til at tale, give den anden tid til at udtrykke sig eller tænke sig om, før man svarer, er alle metoder, der fremmer harmonisk kommunikation.

Ved at udvikle og forfine disse færdigheder kan du opbygge mere givende og tilfredsstillende relationer, både professionelt og personligt. I en verden, hvor misinformation og misforståelser er hverdagskost, er effektiv kommunikation mere værdifuld end nogensinde.

Forhindringer God kommunikation

Kommunikation er en færdighed, som, selvom den er naturlig, ofte kan blive hæmmet af forskellige forhindringer.

Disse barrierer kan gøre det vanskeligt eller endda umuligt at overføre information. De kan også føre til misforståelser, frustrationer og konflikter. At identificere disse barrierer er det første skridt mod en mere smidig og effektiv kommunikation. Her er en oversigt over de mest almindelige barrierer for god kommunikation:

1. Miljømæssige distraktioner :
Høje lyde, kaotiske omgivelser eller endda visuelle distraktioner kan hæmme koncentrationen og gøre det svært at lytte og forstå.

2. Usammenhængende nonverbalt sprog :
Kropssprog, ansigtsudtryk og stemmeleje kan formidle et andet budskab end de ord, der bruges, og skabe forvirring.

3. Kulturelle barrierer :
Kulturelle forskelle kan påvirke den måde, budskaber opfattes og fortolkes på. Bevægelser eller udtryk, der er almindelige i én kultur, kan misforstås eller endda være stødende i en anden.

4. Stærke følelser :
Vrede, sorg, spænding eller stress kan forplumre budskabet. Når vi bliver overvældet af følelser, kan vi have svært ved at lytte eller udtrykke os klart.

5. Fordomme og stereotyper :
At have forudfattede meninger eller stereotyper om en person eller gruppe kan påvirke den måde, vi modtager og fortolker deres budskaber på.

6. Dårlig lytning :
At lytte passivt, uden virkelig at være opmærksom, er en stor hindring for effektiv kommunikation.

7. Overbelastning af information:
At blive overvældet af for meget information på én gang kan gøre det svært at fordøje og fastholde budskabet.

8. Overdreven brug af jargon:
Hvis man bruger tekniske eller domænespecifikke termer uden at forklare dem, kan det udelukke dem, der ikke er fortrolige med emnet.

9. Fysiske barrierer :
Høre-, syns- eller andre handicap kan gøre kommunikationen vanskeligere.
10. Antagelser og forhastede konklusioner :
Hvis man antager, at man ved, hvad den anden tænker eller føler, uden at undersøge det, kan det føre til misforståelser.
11. Mangel på selvsikkerhed :
Hvis man ikke udtrykker sine egne behov, følelser eller meninger, kan det forhindre en åben og ærlig kommunikation.
12. Lukkethed :
Hvis man ikke er åben over for nye ideer eller perspektiver, kan det forhindre ægte forståelse og udveksling af information.
13. Sprogproblemer :
Kommunikation mellem mennesker, der taler forskellige sprog eller dialekter, kan give åbenlyse udfordringer.

Ved at anerkende disse barrierer og være bevidst om deres indflydelse kan vi arbejde på at overvinde dem ved at tilpasse vores kommunikationsstil og udvikle færdigheder, der fremmer et mere harmonisk samspil. Enhver indsats for at overvinde disse barrierer bringer os tættere på en mere gennemsigtig, autentisk og effektiv kommunikation.

Vanskelige diskussioner: annoncere en diagnose, en gentagen forbrydelse, livets afslutning...

At videregive nyheder, især når de er foruroligende eller uventede, er et af sundhedspersonalets mest følsomme ansvarsområder. Disse diskussioner er særligt vigtige inden for onkologi, hvor nyhederne radikalt kan ændre livet for patienterne og deres familier. Det er vigtigt at navigere i disse samtaler med medfølelse, ærlighed og følsomhed. Her er en oversigt over, hvordan man griber disse vanskelige diskussioner an.

1. Forberedelse til samtalen :
Det er vigtigt at forberede sig mentalt og følelsesmæssigt på disse udvekslinger. Det handler ikke kun om at forstå alle de medicinske detaljer, men også om at finde ind til sin egen empati og medfølelse.

2. Skab det rette miljø :
Vælg et sted, der er roligt, privat og fri for distraktioner. Sørg for, at patienten føler sig godt tilpas og har god tid til at fordøje informationen.

3. Nærvær og aktiv lytning :
Vigtigheden af at være fuldt til stede og opmærksom kan ikke undervurderes. Patienterne skal føle, at de har førsteprioritet, og at deres følelser, spørgsmål og bekymringer bliver hørt.

4. Kommuniker klart og ærligt:
Det er afgørende at være direkte, men også følsom. Brug et klart sprog, undgå kompliceret medicinsk jargon, og sørg for, at patienten og familien forstår informationen.

5. At lade patienten udtrykke sine følelser:
Det er normalt for patienter at opleve en række følelser. Uanset om det er chok, sorg, vrede eller forvirring, så giv dem mulighed for at udtrykke sig uden at dømme.

6. Tilbyd support :
Når du har overbragt nyheden, kan du foreslå ressourcer, der kan hjælpe patienten med at håndtere situationen. Det kan være henvisninger til støttegrupper, terapeuter eller andre specialister.

7. Inddragelse af familien :
Med patientens tilladelse kan det være en fordel at inddrage familiemedlemmer i disse samtaler. De kan tilbyde værdifuld støtte og har måske også deres egne spørgsmål eller bekymringer.

8. Giv valgmuligheder, hvor det er muligt:
Hvis der er behandlingsmuligheder eller andre beslutninger, der skal træffes, så præsenter dem på en klar og forståelig måde. Giv patienterne den tid og det rum, de har brug for til at reflektere over disse valg.
9. Bekræft forståelsen:
Når du har fortalt nyheden, skal du kontrollere, at patienten har forstået informationen. Opmuntr dem til at stille spørgsmål og udtrykke deres bekymringer.
10. Opfølgning :
Det kan tage lidt tid for nyheden at synke ind. Planlæg en ny aftale eller et opfølgende opkald for at diskutere eventuelle yderligere spørgsmål eller bekymringer.
11. Pas godt på dig selv:
Som sundhedsprofessionel er det vigtigt at anerkende den følelsesmæssige påvirkning, disse samtaler kan have på dig. Søg støtte, hvis det er nødvendigt, enten gennem kolleger, supervision eller rådgivning.

Det er vigtigt at gå ind til disse samtaler med medfølelse, tålmodighed og empati. Selv om nyheden er svær, kan respekt og forståelse gøre denne smertefulde proces lettere for patienten og deres familie.

Kapitel 10

ETISKE ASPEKTER I ONKOLOGI

Beslutningstagning i komplekse situationer

På det medicinske område, især inden for onkologi, står fagfolk ofte over for komplekse beslutninger, der har store konsekvenser for patienternes liv. Disse beslutninger kan involvere behandlingsvalg, etiske dilemmaer eller situationer, hvor udfaldet er usikkert. At navigere i disse turbulente farvande kræver en kombination af tekniske, følelsesmæssige og etiske færdigheder.

1. Anerkendelse af kompleksitet :
Det første skridt er at erkende, at situationen er kompleks. Det betyder, at man accepterer, at der måske ikke er et "rigtigt" svar, og at hver beslutning kan have både positive og negative konsekvenser.

2. Indsamling af information:
Før man træffer en beslutning, er det vigtigt at indsamle alle relevante oplysninger. Det omfatter medicinske detaljer, patientens historie, patientens og familiens præferencer og tilgængelige ressourcer.

3. Evaluering af mulighederne :
Når alle oplysninger er indsamlet, skal man overveje de forskellige muligheder. Hver mulighed skal vurderes i forhold til fordele, risici, omkostninger og potentielle langsigtede konsekvenser.

4. Konsultere og samarbejde:
Gå i dialog med andet sundhedspersonale, kolleger, tværfaglige teams og, hvor det er relevant, patientens pårørende. Disse konsultationer kan give nye perspektiver eller yderligere oplysninger, der kan påvirke beslutningen.

5. Integrering af patientens præferencer og værdier:
Inden for medicin er patienten i centrum for plejen. Det er derfor vigtigt at integrere deres præferencer, værdier og ønsker i beslutningsprocessen.

6. Etisk refleksion :
Nogle situationer kræver omhyggelig refleksion over de

etiske implikationer. Disse overvejelser kan omfatte patientens velbefindende, respekt for autonomi, retfærdighed og ikke-skade.

7. Klar kommunikation :
Det er vigtigt at kommunikere beslutningen og ræsonnementet bag den på en klar og forståelig måde til patienten og dennes familie. Det er med til at opbygge tillid og gøre det lettere at acceptere beslutningen.

8. Løbende evaluering :
Når der er truffet en beslutning, er det vigtigt løbende at evaluere situationen. Omstændighederne kan ændre sig, nye oplysninger kan dukke op, og det kan være nødvendigt at revurdere.

9. Accepter usikkerhed:
Inden for onkologi, som inden for andre medicinske områder, kan der være en indbygget usikkerhed. Det er afgørende at acceptere denne usikkerhed og være åben omkring den over for patienten.

10. Følelsesmæssig støtte:
Komplekse beslutninger kan have en følelsesmæssig indvirkning på både sundhedspersonalet og patienten. Sørg for at søge følelsesmæssig støtte, hvor det er nødvendigt, og tilbyd denne støtte til patienten og dennes familie.

11. Selvrefleksion:
Tag dig tid til at reflektere over komplekse beslutninger, lære af hver situation og løbende forbedre dine beslutningsevner.

Beslutningstagning i komplekse situationer er en færdighed, der udvikles med tid, erfaring og refleksion. Det kræver en kombination af rationel analyse, intuition, medfølelse og respekt for patientens værdighed og autonomi.

Almindelige etiske dilemmaer

På det medicinske område, og især inden for onkologi, er etiske dilemmaer allestedsnærværende. Disse udfordringer kan opstå når som helst og sætte plejepersonalets værdier, overbevisninger og professionelle samvittighed på prøve. Her er en oversigt over de mest almindeligt forekommende etiske dilemmaer og de overvejelser, der ligger til grund for dem.

1. Autonomi vs. velgørenhed :
   - **Problem:** En patient afviser en behandling, som ifølge lægeteamet er i hans bedste interesse.
   - **Overvejelser:** At respektere patientens ret til selvbestemmelse, samtidig med at man forsøger at handle for hans eller hendes velbefindende.
2. Fuld information vs. håb :
   - **Spørgsmål:** I hvilket omfang skal en patient informeres om en dårlig prognose uden at opgive håbet?
   - **Overvejelser:** Balance mellem gennemsigtighed og ønsket om at beskytte patienternes moral.
3. Livsforlængelse vs. livskvalitet :
   - **Spørgsmål:** Skal vi fortsætte med invasive behandlinger, der kan forlænge livet, men reducere dets kvalitet?
   - **Overvejelser:** Vej fordelene op mod den potentielle lidelse.
4. Begrænsede ressourcer vs. optimal pleje :
   - **Problem:** Hvordan beslutter man, hvordan begrænsede ressourcer skal fordeles, f.eks. et dyrt lægemiddel eller begrænset adgang til et billeddiagnostisk apparat?
   - **Overvejelser:** Balance mellem retfærdighed, nytte og behov.

5. Respekt for kulturelle værdier vs. medicinske standarder :
- **Problem: Hvordan** skal vi reagere, når en patients kulturelle eller religiøse overbevisninger er i konflikt med medicinske anbefalinger?
- **Overvejelser:** Anerkendelse af betydningen af individuelle værdier, samtidig med at man overholder standarderne for pleje.

6. Fortrolighed vs. beskyttelse af andre :
- **Spørgsmål:** Skal fortroligheden brydes, hvis en patient udgør en risiko for sig selv eller andre?
- **Overvejelser :** Afvejning af retten til privatliv mod pligten til at beskytte.

7. Beslutninger om livets afslutning :
- **Spørgsmål:** Hvornår, hvordan og under hvilke omstændigheder skal man stoppe med at give livsforlængende behandling eller kun indføre komfortforanstaltninger?
- **Overvejelser:** Respekter patientens ønsker, livskvalitet og familiemedlemmernes og det medicinske teams meninger.

8. Klinisk forskning vs. patientpleje :
- **Spørgsmål:** Hvordan kan behovene for medicinsk forskning balanceres med patientens individuelle interesser, når man deltager i et klinisk forsøg?
- **Overvejelser:** Sørg for fuld information, informeret samtykke og beskyttelse af patientens rettigheder.

9. Udfordringerne ved informeret samtykke :
- **Problem:** Hvordan kan vi sikre, at patienterne fuldt ud forstår konsekvenserne, risiciene og fordelene ved en behandling eller procedure?
- **Overvejelser:** Giv klar information, giv tid til spørgsmål, og vurder patientens evne til at træffe beslutninger.

Hvert af disse dilemmaer kræver en gennemtænkt tilgang, der balancerer etiske principper, patientbehov og medicinske realiteter. At indgå i åbne, ærlige og medfølende diskussioner er afgørende for at navigere i disse vanskelige farvande.

Informeret samtykke og patientens evne

Informeret samtykke er en hjørnesten i etisk, patientcentreret medicinsk praksis. Det anerkender og respekterer patientens autonomi ved at gøre det muligt for patienten at træffe informerede beslutninger om sit helbred. Processen med informeret samtykke er dog uløseligt forbundet med patientens evne til at forstå, vurdere og beslutte. Det er en hårfin balance mellem at respektere patienternes rettigheder og sikre deres beskyttelse.

1. Grundlaget for informeret samtykke :
Informeret samtykke er baseret på princippet om, at hvert individ har ret til at beslutte, hvad der skal gøres ved dem medicinsk. For at et samtykke virkelig er "informeret", skal patienten :
- Forstå den givne information.
- Evaluer de tilgængelige muligheder.
- Beslut frit, uden tvang eller unødig påvirkning.

2. Proces for informeret samtykke :
- **Information:** Sundhedspersonalet skal give patienten al relevant information om diagnose, prognose, behandlingsmuligheder, risici, fordele og alternativer.
- **Forståelse:** Det er afgørende at sikre, at patienten forstår alle disse oplysninger. Det kan indebære at forklare komplekse koncepter i et enkelt, tilgængeligt sprog.
- **Beslutning:** Når patienterne er informeret, træffer de et valg baseret på deres værdier, præferencer og omstændigheder.

3. Vurder patientens kapacitet:
Kapacitet refererer til patientens evne til at forstå den

information, der gives, evaluere muligheder og træffe en informeret beslutning. Det er specifikt for hver beslutning og kan variere alt efter situationen. For at vurdere kapacitet overvejer vi generelt :
- Patientens forståelse af den medicinske situation.
- Dens evne til at forstå konsekvenserne af forskellige muligheder.
- Dens evne til at kommunikere sin beslutning.

4. Dilemmaer omkring habilitet:
Nogle gange anses patienter for at være ude af stand til at give informeret samtykke, enten på grund af kognitiv svækkelse, psykisk sygdom eller andre faktorer. I disse situationer :
- En værge eller medicinsk repræsentant kan blive bedt om at give samtykke på vegne af patienten.
- Det er vigtigt altid at handle i patientens bedste interesse, samtidig med at man så vidt muligt respekterer deres tidligere udtrykte ønsker.

5. Informeret samtykke hos børn og unge :
Mindreåriges evne til at give samtykke afhænger af deres følelsesmæssige og intellektuelle modenhed. Selvom forældre eller værger generelt er involveret, er det afgørende at inddrage barnet eller den unge i diskussionerne, afhængigt af deres forståelsesniveau.

6. Afvisning af behandling :
En habil patient har ret til at nægte behandling, selv om det er imod lægens råd. I disse situationer er det vigtigt at sikre, at patienten forstår konsekvenserne af sit valg.

Informeret samtykke er ikke blot en formalitet eller en underskrift på et dokument. Det er en dynamisk proces, der kræver åben, ærlig og tovejskommunikation mellem sundhedspersonalet og patienten. Ved at respektere patientens autonomi og anerkende nuancerne i kapacitet kan plejepersonalet tilbyde pleje, der både er etisk forsvarlig og patientcentreret.

Kapitel 11

PÆDIATRISK ONKOLOGI

Vigtige forskelle mellem kræft hos børn og voksne

Kræft er en kompleks sygdom, der varierer meget alt efter individ og alder. Selvom kræft hos børn er sjælden sammenlignet med kræft hos voksne, har den nogle særlige træk, som adskiller den på en række områder. Det er vigtigt at forstå disse forskelle for at sikre optimal behandling for hver aldersgruppe.

1. Typer af kræft :
   - **Pædiatrisk:** Leukæmier (især akut lymfoblastær leukæmi) er de mest almindelige hos børn. Andre almindelige kræftformer er hjernetumorer, neuroblastom, Ewings sarkom og osteosarkom.
   - **Voksne:** Karcinomer (epitelcellekræft) dominerer hos voksne, såsom lunge-, bryst-, prostata- og tyktarmskræft.
2. Årsager og risikofaktorer :
   - Kræft hos **børn:** Årsagerne til kræft hos børn er stort set ukendte. Medfødte genetiske mutationer og visse arvelige sygdomme kan øge risikoen.
   - **Voksne:** Eksponering for miljøfaktorer (tobak, alkohol, UV-stråling) og visse livsstilsvaner er de vigtigste årsager. Familiehistorien kan også spille en rolle.
3. Vækst og formering :
   - **Pædiatri:** Kræft hos børn har tendens til at udvikle sig hurtigt, men reagerer generelt bedre på kemoterapi.
   - **Voksne:** De kan udvikle sig langsommere, men kan være mere resistente over for visse behandlinger. De er også mere tilbøjelige til at metastasere.
4. Placering :
   - **Pædiatrisk:** Pædiatriske kræftformer findes ofte i voksende dele af kroppen, såsom knogler og centralnervesystemet.

- **Voksne:** De er ofte lokaliseret i specifikke organer eller væv, såsom lungerne, prostata eller bryst.
5. Terapeutisk tilgang :
    - **Pædiatri:** Børn kræver specifikke doseringer og omhyggelig overvågning af bivirkninger. Deres behandling er ofte centraliseret i specialiserede centre.
    - **Voksne:** Behandlingen er mere varieret og kan administreres i henhold til sygdomsstadiet, komorbiditeter og patientens alder.
6. Konsekvenser på lang sigt:
    - **Pædiatri:** Børn har en længere forventet levetid efter behandling, men kan blive udsat for langtidsbivirkninger som vækstproblemer, fertilitetsproblemer eller andre kræftformer i voksenalderen.
    - **Voksne:** Langtidskonsekvenser er generelt forbundet med alder, co-morbiditet og de specifikke bivirkninger af behandlingen.
7. Overlevelsesrate :
    - **Pædiatri:** Generelt er overlevelsesraten for kræft hos børn højere end hos voksne, blandt andet takket være en bedre respons på behandlingen.
    - **Voksne:** Selvom mange kræftformer hos voksne har en god overlevelsesrate, når de opdages tidligt, kan andre have en mindre gunstig prognose på grund af deres aggressive natur eller sene opdagelse.

Selvom kræft hos børn og voksne deler det samme "kræft"-navn, er der betydelige forskelle med hensyn til type, årsag, behandling og prognose. En grundig forståelse af disse forskelle er afgørende for at sikre, at hver patient, uanset alder, får den rette behandling.

Sygeplejerskens rolle med børn og deres familier

I pædiatrien tager sygeplejerskerne sig ikke kun af barnet, men også af dets familie. Deres rolle rækker langt ud over blot at administrere medicin eller overvåge vitale tegn. De bliver ofte en søjle af støtte, en kilde til information og et bindeled mellem familien og det medicinske team.

1. Vurdering og klinisk pleje :
Sygeplejersken vurderer regelmæssigt barnets helbredstilstand, overvåger symptomer, administrerer behandlinger og sikrer, at barnet har det så godt som muligt.

2. Uddannelse og information:
Den giver klar og forståelig information om sygdommen, behandlingen og plejen i hjemmet. Denne uddannelse hjælper forældrene til bedre at forstå situationen, til at deltage aktivt i plejen og til at træffe informerede beslutninger.

3. Følelsesmæssig støtte:
Når man står over for et barns sygdom, kan følelserne komme i kog. Sygeplejersken tilbyder følelsesmæssig støtte til både barnet og familien og hjælper dem med at håndtere følelser af frygt, usikkerhed og tristhed.

4. Fortalervirksomhed for barnet:
Sygeplejersken er fortaler for barnets rettigheder og sikrer, at deres behov bliver opfyldt, og at deres stemme bliver hørt, selv hvis de er for små til at udtrykke sig.

5. Samarbejde med det medicinske team:
Sygeplejersken spiller en central rolle i plejeteamet og formidler bekymringer, observationer og behov hos barnet og dets familie til de andre sundhedsprofessionelle.

6. Facilitering af familiedynamik:
Ved at anerkende, at hver familie har sin egen dynamik og sine egne behov, hjælper sygeplejersken med at fremme positive familieinteraktioner og støtte familien som helhed.

7. Støtte til overgangen:
Uanset om man skal hjem fra hospitalet eller flyttes fra en afdeling til en anden, spiller sygeplejersken en afgørende rolle for at sikre, at overgangen går så glat som muligt.

8. Fremme af selvstændighed :
Afhængigt af barnets alder opmuntrer sygeplejersken til autonomi og uafhængighed og hjælper barnet med at deltage i sin pleje og forstå sin sygdom.

9. Hjælp i vanskelige situationer:
I de mest smertefulde øjeblikke, såsom meddelelsen om en alvorlig diagnose eller livets afslutning, tilbyder sygeplejersken støtte, medfølelse og omsorg til barnet og hans eller hendes familie.

10. Henvisning til ressourcer:
Sygeplejersken kan anbefale støttegrupper, terapier eller andre ressourcer, der kan hjælpe familien med at klare sig og finde støtte uden for hospitalet.

Den pædiatriske sygeplejerskes rolle er omfattende og multidimensionel. Ved at etablere et tillidsforhold til barnet og dets familie sørger sygeplejersken for kontinuitet i plejen, følelsesmæssig støtte og uddannelse, hvilket forbedrer barnets generelle velbefindende, mens hun ledsager familien gennem sygdommens udfordringer.

Specifikke udfordringer palliativ pleje i pædiatrien

Når man står over for et alvorligt sygt barn, giver pædiatrisk palliativ pleje særlige udfordringer, som ofte er mere alvorlige og komplekse end dem, man støder på i palliativ pleje af voksne. Målet med denne pleje er at tilbyde barnet den bedst mulige livskvalitet, samtidig med at familien støttes gennem en periode med smerte og usikkerhed.

1. At stå over for uretfærdighed :
Et barns forestående død eller uhelbredelige sygdom opfattes ofte som værende i modstrid med den naturlige orden, hvilket forstærker følelsen af uretfærdighed og magtesløshed blandt familiemedlemmer og omsorgspersoner.

2. Følsom kommunikation :
At forklare en alvorlig sygdom eller en dyster prognose for et barn kræver særlig finesse. Du skal præsentere fakta på en måde, der passer til deres alder og evne til at forstå, samtidig med at du bevarer deres uskyld.

3. Støtte til forældre :
Forældre oplever dyb sorg, når de står over for deres barns lidelse eller forestående tab. Det er en stor udfordring at hjælpe dem med at navigere i denne følelsesmæssige storm og samtidig opmuntre dem til at deltage i beslutninger om deres pleje.

4. At tage hensyn til søskende:
Søskende kan føle sig oversete eller misforståede. Det er afgørende at inkludere dem i processen, besvare deres spørgsmål og tilbyde dem følelsesmæssig støtte.

5. Vurdering af smerte:
Børn, især de helt små, kan have svært ved at udtrykke deres smerte. Korrekt vurdering og håndtering af deres ubehag kræver særlig opmærksomhed og ekspertise.

6. Etiske beslutninger :
I nogle tilfælde skal der træffes vanskelige beslutninger om at fortsætte eller stoppe behandlingen. Disse beslutninger har vidtrækkende konsekvenser og kræver gennemsigtig og medfølende kommunikation mellem det medicinske team og familien.

7. Forberedelse til livets afslutning :
Det er vigtigt at skabe et fredeligt, værdigt og behageligt miljø for det uhelbredeligt syge barn. Det kan omfatte ritualer, nærvær af de nærmeste eller indarbejdelse af symboler og minder.

8. Støtte efter tabet :
Perioden efter et barns død er afgørende. Forældre og familie har brug for støtte til at håndtere sorgen, og det medicinske team kan selv have brug for hjælp til at bearbejde sine egne følelser.

9. Specialiseret uddannelse :
Pædiatrisk palliativt plejepersonale har brug for specifikke færdigheder for at imødekomme disse børns og deres familiers unikke behov.

10. Begrænsede ressourcer:
I mange sundhedssystemer er der kun begrænsede ressourcer til pædiatrisk palliativ pleje, hvilket kan begrænse de tilgængelige muligheder for behandling og støtte.

Pædiatrisk palliativ pleje er et krævende og følelsesmæssigt intenst kald. På trods af de mange udfordringer er målet stadig at sikre, at alle børn får medfølende, individualiseret pleje af høj kvalitet, samtidig med at deres familier støttes under og efter denne svære tid.

Kapitel 12

HJEMMEPLEJE OG AMBULANT PLEJE

Den voksende betydning af pleje uden for hospitalet

Efterhånden som sundhedssystemerne udvikler sig, er der en ny tendens til, at mere og mere pleje leveres uden for det traditionelle hospitalsmiljø. Denne overgang til ambulant, ambulant eller hjemmebaseret pleje har betydelige fordele, men den skaber også udfordringer. Lad os se på den voksende betydning af denne tilgang.

1. Demografi og patientbehov :
Med en aldrende befolkning og den stigende forekomst af kroniske sygdomme stiger efterspørgslen efter regelmæssig, langvarig pleje. Men det er hverken praktisk eller omkostningseffektivt at behandle disse sygdomme på hospitalet over en længere periode.

2. Omkostninger og effektivitet :
Pleje i hjemmet eller på ambulatorier kan ofte være billigere end længerevarende hospitalsindlæggelse. Det frigør hospitalsressourcer til mere akutte tilfælde eller tilfælde, der kræver specialistbehandling.

3. Patientens livskvalitet:
At kunne modtage pleje i et velkendt miljø kan forbedre patientens velbefindende, reducere stress og lette helbredelsen. Man undgår også de risici, der er forbundet med lange hospitalsophold, som f.eks. nosokomielle infektioner.

4. Teknologiske fremskridt:
Teknologiske innovationer gør det nu muligt at overvåge, diagnosticere og endda behandle patienter på afstand. Telemedicin gør det f.eks. muligt at konsultere specialister, uden at patienten behøver at rejse.

5. Kontinuitet i plejen:
Ambulant behandling favoriserer en holistisk tilgang, hvor patienten ses som en helhed, der integrerer hans eller hendes familie og sociale miljø. Det fremmer en bedre

koordinering mellem sundhedspersonalet og en glidende overgang mellem forskellige plejeniveauer.
6. Selvstændiggørelse af patienten:
At modtage pleje derhjemme eller lære at håndtere en kronisk sygdom uden for en medicinsk institution opmuntrer patienten til selvstændighed og ansvar.
7. Reducere overbelastning af hospitaler:
Da hospitalerne ofte er overfyldte, kan det hjælpe at flytte visse ydelser eller behandlinger til ambulante klinikker eller i hjemmet for at afhjælpe overbelastning og prioritere de mest presserende tilfælde.
8. Støtte fra familien:
Ved at undgå lange hospitalsophold kan patienter drage fordel af den direkte støtte fra deres familie og kære, hvilket er afgørende for deres følelsesmæssige velbefindende.
9. Ændringer i lægeuddannelsen:
Sundhedspersonale bliver i stigende grad uddannet til at yde pleje uden for hospitalet, hvilket styrker sundhedssystemernes kapacitet til at imødekomme denne stigende efterspørgsel.
10. Logistiske udfordringer:
Selvom der er mange fordele, er pleje uden for hospitalet ikke uden udfordringer. Patientens sikkerhed skal garanteres, effektiv kommunikation mellem plejepersonalet skal sikres, og adgang til det nødvendige udstyr og medicin skal garanteres.

Efterhånden som befolkningens behov ændrer sig, og teknologien fortsætter med at udvikle sig, er det sandsynligt, at pleje uden for hospitalet vil blive stadig vigtigere. Rigtigt tilrettelagt kan denne overgang føre til forbedret kvalitet i plejen, større effektivitet og en bedre patientoplevelse.

Tilpasning af protokoller og praksis

Medicinske protokoller og klinisk praksis er grundlaget for sundhedsvæsenet og sikrer sikkerhed, kvalitet og ensartethed i den pleje, patienterne får. Men i et medicinsk miljø i konstant forandring er det vigtigt regelmæssigt at gennemgå og tilpasse disse protokoller. Lad os se nærmere på dette behov for tilpasning og de problemer, der omgiver det.

1. Udviklingen i videnskabelig viden :
Den medicinske forskning skrider frem i en rasende fart og opdager nye behandlinger, tilgange og viden. Protokoller skal opdateres for at afspejle disse fremskridt og sikre, at patienterne får den mest opdaterede pleje.

2. Introduktion af nye teknologier :
Fremkomsten af nye teknologier, såsom innovativt medicinsk udstyr eller telemedicinske værktøjer, kræver passende uddannelse og opdatering af praksis for at sikre sikker og effektiv brug.

3. Feedback:
Feedback fra sundhedspersonale og patienter kan afsløre områder, hvor der er behov for forbedringer i eksisterende protokoller. Denne værdifulde feedback gør det muligt at finjustere praksis, så den bedre opfylder patienternes behov.

4. Demografiske variationer:
Befolkningerne ændrer sig med hensyn til alder, etnisk mangfoldighed og sundhedsbehov. Protokoller skal tilpasses for at imødekomme de specifikke behov hos disse forskellige befolkningsgrupper.

5. Økonomiske spørgsmål :
Budgetbegrænsninger kan kræve justeringer af protokoller for at maksimere effektiviteten af plejen, samtidig med at de økonomiske grænser overholdes.

6. Regulatorisk overvågning:
Medicinske love og regler udvikler sig og indfører nogle

gange nye standarder eller kriterier, som protokoller skal overholde.

7. Sundhedskriser:
Situationer som COVID-19-pandemien kræver hurtig tilpasning af protokoller for at håndtere akutte og uventede medicinske problemer.

8. Individualiserede tilgange:
Med fremkomsten af personlig medicin skal protokollerne være fleksible nok til, at plejen kan skræddersys til den enkelte patient, samtidig med at kvalitetsstandarderne opretholdes.

9. Tværfagligt samarbejde :
Moderne medicin favoriserer en samarbejdsbaseret tilgang. Protokoller skal derfor udformes, så de tilskynder til samarbejde mellem medicinske specialer.

10. Uddannelse og træning:
Hver gang en protokol ændres, er uddannelse af sundhedspersonale afgørende for at sikre effektiv og konsekvent implementering.

Tilpasning af protokoller og praksis er en vigtig del af at sikre, at sundhedsvæsenet er relevant og effektivt. Det kræver konstant overvågning, lydhørhed over for nye udviklinger og en forpligtelse til at sætte patienten i centrum for alle beslutninger. I en medicinsk verden i konstant forandring er denne fleksibilitet og forpligtelse til løbende forbedringer mere afgørende end nogensinde.

Fordele og udfordringer Hjemmepleje

Efterhånden som sundhedssystemet udvikler sig, bliver hjemmepleje mere og mere populært og et solidt alternativ til traditionel hospitalspleje for mange patienter. Denne form for pleje har mange fordele, men den kommer også med sine egne unikke udfordringer. Lad os se nærmere på de to sider af denne mønt.

Fordele :
1. Patientkomfort :
   Patienterne bliver plejet i velkendte omgivelser
   velkendte omgivelser, hvilket kan reducere den stress og angst der ofte er forbundet med hospitalsophold.
2. Personaliseret pleje:
   Plejen kan skræddersys til den enkeltes behov
   individuelle behov, idet der tages hensyn til patientens miljø og livsstil.
3. Omkostningsreduktion:
   Hjemmepleje kan ofte koste mindre end hospitalsbehandling end hospitalsbehandling, både for patienter og for sundhedsvæsenet. og for sundhedsvæsenet.
4. Mindre udsættelse for infektioner:
   Ved at undgå hospitalsmiljøet kan patienterne reducere deres risiko for hospitalserhvervede
   hospitalserhvervede infektioner.
5. Støtte til familien :
   Hjemmepleje giver mulighed for større inddragelse af familieinddragelse, hvilket styrker patientens støtte netværk.

6. Kontinuitet i plejen :
   Hjemmepleje kan give en mere glidende overgang
   mellem hospitalsindlæggelse og tilbagevenden til et normalt liv. liv og sikre kontinuitet i plejen.

Udfordringer :
1. Adgang til udstyr og teknologier :
   Patientens hjem er muligvis ikke udstyret med de avancerede avancerede medicinske teknologier til rådighed hospitalet.
2. Medicinsk overvågning :

Uden for hospitalsmiljøet kan det være svært at give svært at give konstant medicinsk overvågning overvågning.
3. Uddannelse og færdigheder:
Ikke alt sundhedspersonale er nødvendigvis uddannet eller trygge ved at yde pleje i hjemmet. hjemmepleje.
4. Kommunikation :
Koordinering mellem de forskellige involverede parter (læger, sygeplejersker, terapeuter) kan være mere kompliceret i hjemmet end på hospitalet.
kompliceret i hjemmet end på hospitalet.
5. Medicinske nødsituationer :
I tilfælde af en komplikation eller en nødsituation kan tiden at transportere en patient fra hjem til hospital kan fra hjemmet til hospitalet være et problem.
6. Sikkerhed :
Sundhedspersonale kan stå over for sikkerhedsudfordringer, når de besøger ukendte hjem.
ukendte hjem.
7. Isolering :
Selvom hjemmet er behageligt, kan nogle
føle sig isolerede, hvis de ikke får regelmæssige besøg af familie og venner. u d e n regelmæssige besøg fra familie eller venner.
familie eller venner.

Hjemmepleje giver en fantastisk mulighed for at forbedre kvaliteten af plejen og samtidig opfylde patienternes individuelle behov. Men for at maksimere effektiviteten og minimere risiciene er det vigtigt at gribe denne pleje an med omhyggelig planlægning og passende træning.

Kapitel 13

KULTUREL MANGFOLDIGHED I ONKOLOGI

Forståelse af kulturelle forskelle og deres indvirkning på plejen

I nutidens globaliserede verden er kulturel mangfoldighed en stadig hyppigere gæst i sundhedsinstitutioner. Denne mosaik af traditioner, overbevisninger og praksisser har en dybtgående indflydelse på den måde, folk tilgår sygdom, helbredelse og, mere generelt, deres interaktion med sundhedspersonale. Det er afgørende at forstå disse nuancer, hvis vi skal kunne tilbyde passende pleje af høj kvalitet, der respekterer den enkelte patient.

Hver kultur har sine egne overbevisninger om, hvad der forårsager sygdom, hvordan den skal behandles, og hvem der skal involveres i plejeprocessen. I nogle kulturer kan sygdom f.eks. ses som en guddommelig straf eller resultatet af en ubalance i energien. Andre steder kan traditionelle midler eller spirituelle ritualer bruges til at supplere eller endda erstatte konventionelle medicinske behandlinger.

Kulturelle forskelle kan også påvirke, hvordan smerte og lidelse opfattes, hvordan de udtrykkes, og hvordan de skal håndteres. Mens nogle vil se åbent udtryk for smerte som et tegn på svaghed, vil andre se det som en legitim måde at søge hjælp eller opmærksomhed på.

Disse forskelle omfatter også mellemmenneskelige relationer og forventninger til plejernes rolle. I nogle kulturer ses lægen som en autoritet, der ikke stilles spørgsmålstegn ved, mens han eller hun i andre kulturer mere ses som en partner i plejeprocessen. På samme måde kan emner som øjenkontakt, fysisk nærhed og den måde, man stiller spørgsmål på, opfattes meget forskelligt i forskellige kulturelle sammenhænge.

Hvis man ikke tager højde for disse kulturelle forskelle, kan det føre til misforståelser, tab af tillid eller mindre effektiv pleje. Patienter kan føle sig misforstået, devalueret eller endda stigmatiseret. I de værste tilfælde kan de endda opgive en livsvigtig behandling.

Men at anerkende kulturel mangfoldighed handler ikke kun om at undgå fejl. Det er også en enorm mulighed. Ved at integrere denne mangfoldighed i deres tilgang til pleje kan sundhedspersonale etablere et dybere og mere meningsfuldt forhold til deres patienter, hvilket fremmer større samarbejde og bedre overholdelse af de behandlinger, der tilbydes. At lytte, løbende træning og nysgerrighed er alle værktøjer til at udvikle solid kulturel kompetence.

De forskellige kulturers rigdom er en skat, som sundhedspersonalet skal værne om og forstå. Det er ved fuldt ud at omfavne denne mangfoldighed, at vi kan tilbyde virkelig holistisk, respektfuld og personlig pleje.

Tilpasning af kommunikation og handlinger for at tage højde for mangfoldighed

Kernen i det terapeutiske forhold er kommunikation, som er hjørnestenen i effektiv pleje og patienttilfredshed. I et stadig mere kosmopolitisk miljø bliver kunsten at kommunikere med patienter fra forskellige kulturer, baggrunde og overbevisninger afgørende. At vide, hvordan man tilpasser sin kommunikation og sine interventioner for at tage hensyn til denne kulturelle mangfoldighed, er ikke kun en vigtig færdighed, men også et dybtfølt tegn på respekt for hver enkelt patient.

For det første er det vigtigt at erkende, at hvert individ har et unikt sæt af overbevisninger, værdier og erfaringer. Selv inden for den samme kultur kan der være betydelige variationer. Så en stereotyp eller generaliseret tilgang bør undgås. I stedet bør man indtage en holdning præget af kontinuerlig læring, aktiv lytning og åbenhed.

Det første skridt mod hensigtsmæssig kommunikation er selvrefleksion. Det er vigtigt, at sundhedspersonalet tager sig tid til at genkende deres egne fordomme, værdier og overbevisninger for at undgå utilsigtede projektioner over på patienten. Det er også en fordel at modtage regelmæssig træning i kulturel kompetence og holde sig ajour med de nuancer og finesser, der er specifikke for hver kultur.

Et andet afgørende aspekt er sprogfærdigheder. Når patienten ikke taler plejepersonalets sprog flydende, kan brugen af professionelle tolke være uvurderlig. Det er ikke kun et spørgsmål om at oversætte ord, men også nuancer, følelser og intentioner. Det sikrer, at patienten forstår informationerne og anbefalingerne fuldt ud og samtidig føler sig hørt og respekteret.

Når man udfører medicinske procedurer, er det vigtigt at tage hensyn til patientens kulturelle overbevisninger. Nogle kulturer kan f.eks. have forbehold over for visse kirurgiske indgreb eller blodtransfusioner. I sådanne tilfælde kan en åben og respektfuld diskussion med patienten og hans eller hendes familie ofte føre til et kompromis eller et alternativ, der er acceptabelt for alle parter.

Ritualer og kulturel praksis kan også påvirke, hvordan en patient ønsker at modtage pleje. Nogle foretrækker måske bønner eller ritualer før en operation, mens andre kan have specifikke kostpræferencer. Hvis man tager højde for disse elementer og så vidt muligt indarbejder dem i plejeplanen, opbygger man tillid og patientaccept.

At tilpasse kommunikation og interventioner til kulturel mangfoldighed er en rejse, en løbende udforskning af menneskehedens dybder. Det er en forpligtelse til fremragende pleje, et løfte om at se hver patient, ikke som en kasse, der skal krydses af, men som et unikt individ med sine egne behov, forhåbninger og historier.

Ressourcer og uddannelse til pleje kulturel kompetence

I den store verden af sundhedsydelser er kulturelt kompetent pleje hurtigt ved at blive en nødvendighed. Klinikere, der forstår og respekterer deres patienters kulturelle overbevisninger, værdier og traditioner, er bedre rustet til at yde kvalitetspleje og opbygge tillidsfulde relationer. Heldigvis er der mange ressourcer og kurser, der er designet til at styrke denne vigtige færdighed. Lad os tage et kig på nogle af disse muligheder for kulturelt sensitiv pleje.

- Specialiseret træning i kulturelle færdigheder:
    - Mange institutter og universiteter tilbyder moduler eller programmer dedikeret til træning i kulturel kompetence. Disse kurser har generelt til formål at give sundhedspersonale redskaberne til at identificere og overvinde kulturelle barrierer samt udvikle effektiv kommunikation med patienter med forskellig baggrund.
- Seminarer og workshops :
    - At deltage i workshops eller seminarer arrangeret af professionelle foreninger eller specialistgrupper kan være en glimrende måde at tilegne sig praktisk viden om specifikke emner relateret til kulturel mangfoldighed.

- Vejledninger og manualer :
  - Der findes mange håndbøger, som giver detaljerede oversigter over forskellige kulturer, deres sundhedsopfattelser, praksis og forventninger til plejepersonalet. Disse ressourcer er uvurderlige, når man skal forudse og forstå de specifikke behov hos hver enkelt kulturel gruppe.
- Mentorprogrammer :
  - At finde en mentor med ekspertise i kulturel kompetence kan give personlig læring. Mentorordninger giver mulighed for direkte udveksling af erfaringer, udfordringer og løsninger inden for kulturel kompetent pleje.
- Online ressourcer :
  - Med udbredelsen af digitale teknologier er der nu mange online træningsmoduler til rådighed. Disse e-learning-kurser tilbyder ofte fleksibilitet, så fagfolk kan lære i deres eget tempo.
- Netværk og foreninger :
  - Det kan være en fordel at melde sig ind i foreninger, der beskæftiger sig med multikulturel sundhed, eller netværk af fagfolk med øget kulturel sensitivitet. Disse platforme tilskynder til deling af information, strategier og best practice.
- Interkulturelle udvekslinger :
  - Udvekslingsprogrammer kan tilbyde direkte fordybelse i en anden kultur, hvilket giver en dyb forståelse og påskønnelse af kulturelle nuancer.
- Interaktion med lokalsamfund :
  - Ved at deltage i arrangementer, diskussionsgrupper eller fora i lokalsamfundet kan du komme i direkte kontakt med forskellige kulturelle grupper, lytte til deres bekymringer og forstå deres behov.

Jagten på kulturelt kompetent pleje er en løbende forpligtelse. Det kræver et åbent sind, en villighed til at lære og en passion for at tilbyde den bedst mulige pleje til alle patienter, uanset deres kulturelle arv. Med de ressourcer og den uddannelse, der er til rådighed, kan sundhedspersonale udstyre og berige deres praksis, så de kan imødekomme behovene hos alle i vores mangfoldige verden.

Kapitel 14

UDDANNELSE OG MENTORORDNINGER

Karriereudviklingsveje i onkologi

Specialet onkologi tilbyder et væld af muligheder for sundhedspersonale, der ønsker at udvikle deres karriere. Som en dynamisk disciplin i konstant udvikling giver onkologi ikke kun mulighed for at udvikle viden og kliniske færdigheder, men også for at udforske en række forskellige roller og ansvarsområder afhængigt af den enkeltes ønsker. Her er en oversigt over de forskellige karriereveje, der findes inden for onkologi:

- Specialisering i onkologisk underområde :
    - **Medicinsk onkologi**: fokuserer på kemoterapi og andre lægemiddelbehandlinger.
    - **Kirurgisk onkologi**: fokuserer på kirurgiske indgreb for at fjerne tumorer.
    - **Radiologisk onkologi eller stråleterapi**: specialiserer sig i behandling af kræft ved hjælp af stråling.
    - **Pædiatrisk onkologi: behandling af** kræft hos børn og unge.
- Klinisk sygeplejerske med speciale i onkologi:
    - Med yderligere uddannelse kan en sygeplejerske blive en specialiseret klinisk sygeplejerske, der spiller en afgørende rolle i vurderingen, planlægningen og implementeringen af onkologisk pleje.
- Onkologisk forskning :
    - For dem, der har en passion for videnskab og innovation, kan en karriere inden for kræftforskning være en mulighed. Det kan involvere kliniske studier, translationel forskning eller grundforskning.
- Ledelse og administration :
    - Rollen som leder eller administrator inden for onkologi indebærer at føre tilsyn med driften,

styre de menneskelige ressourcer og sikre kvaliteten af plejen.
- Uddannelse og træning :
  - At blive onkologisk underviser eller træner giver dig mulighed for at uddanne den næste generation af sundhedspersonale, hvad enten det er gennem efteruddannelse, seminarer eller inden for akademiske institutioner.
- Genetisk rådgivning inden for onkologi:
  - Med fremkomsten af personlig medicin spiller genetiske rådgivere en nøglerolle i at identificere genetiske risici for kræft og rådgive patienter og deres familier.
- Palliativ og støttende pleje :
  - Denne specialisering fokuserer på patienternes livskvalitet og behandler smerter, symptomer og stress i forbindelse med kræft.
- Psyko-onkologi :
  - Psyko-onkologi fokuserer på de psykologiske aspekter af kræft og tilbyder følelsesmæssig støtte og terapeutiske interventioner til patienter og deres familier.
- Onkologisk apotek :
  - Farmaceuter med speciale i onkologi spiller en vigtig rolle i at administrere medicin, rådgive om lægemiddelinteraktioner og uddanne patienter.
- Rådgivning og fortalervirksomhed :
  - Nogle fagfolk vælger at blive konsulenter, der rådgiver om specifikke aspekter af onkologi, eller patientrepræsentanter, der arbejder for at forbedre kræftpolitik og -praksis.

Som medicinsk område tilbyder onkologi et imponerende udvalg af muligheder for fagfolk, der ønsker at udvide deres horisont, uddybe deres færdigheder og gøre en betydelig forskel for deres patienters liv. Hver vej byder på sine egne udfordringer og belønninger, men alle er forenet af et fælles mål: at forbedre kræftbehandlingen og patienternes livskvalitet.

Betydningen af mentorskab for nye professionelle

Overgangen fra studerende til professionel er en fascinerende rejse, ofte fyldt med usikkerhed, opdagelser og uventede udfordringer. For nye fagfolk inden for enhver disciplin kan overgangen være både spændende og foruroligende. Det er her, den uvurderlige rolle som mentor kommer ind i billedet og giver et kompas til dem, der vover sig ud i den store professionelle verden.

Kernen i mentoring er forholdet mellem mentor og mentee. Det er et dynamisk forhold baseret på tillid, vejledning og fælles erfaring. Mentoren, der ofte er en erfaren fagperson, tilbyder ikke kun teknisk viden, men også gode råd, praktiske tips og frem for alt et perspektiv, der er baseret på mange års praksis og erfaring.

Betydningen af mentoring hviler på flere vigtige søjler:
- **Hurtigere læring**: Med mentoring kan nye medarbejdere undgå almindelige fejl, forstå nuancerne i deres job hurtigere og indføre best practice fra starten. Det handler mindre om at genopfinde den dybe tallerken og mere om at bruge den akkumulerede erfaring til at komme effektivt videre.
- **Opbygning af selvtillid**: At kaste sig ud i et ukendt område kan give anledning til tvivl og usikkerhed. Støtten fra en mentor beroliger mentee og opmuntrer dem til at tage initiativ, stille spørgsmål og udvikle deres professionelle selvtillid.

- **Professionelt netværk**: En god mentor kan også introducere mentee til et professionelt netværk, der åbner døre til muligheder, samarbejde og karrierefremskridt.
- **Personlig udvikling**: Ud over de faglige færdigheder kan mentoring også spille en vigtig rolle i mentees personlige udvikling. Det kan dreje sig om at lære at håndtere stress, skabe balance mellem arbejdsliv og privatliv eller udvikle lederegenskaber.
- **Konstruktiv feedback**: Et af de mest værdifulde aspekter ved mentoring er mentorens evne til at give ærlig og omsorgsfuld feedback, der hjælper mentee med at identificere sine styrker og områder, der kan forbedres.
- **Kontinuitet i færdigheder**: Mentorordninger sikrer også, at færdigheder og viden videregives fra en generation til den næste, hvilket garanterer kontinuitet og udvikling af professionel knowhow.

Mentoring er meget mere end bare professionel vejledning. Det er et berigende partnerskab, der former, inspirerer og driver nye professionelle til højder, som de måske ellers ville have troet uopnåelige. Ved at investere i mentoring investerer vi ikke kun i den enkeltes fremtid, men også i en hel professions lange levetid og ekspertise.

Efteruddannelse og muligheder for specialisering

I den evigt foranderlige verden af sundhed, teknologi og videnskab er det ikke kun afgørende for den faglige kompetence at holde sig opdateret, det er også et etisk imperativ. Efteruddannelse og specialiseringsmuligheder spiller en central rolle i at opfylde dette behov.

Efteruddannelse er meget mere end blot at opdatere sin viden. Det repræsenterer en forpligtelse til ekspertise, en tørst efter løbende forbedringer og en erkendelse af, at læring aldrig stopper, uanset anciennitet eller ekspertise inden for et givet område. Det tilbyder professionelle :

- **Opdatering af færdigheder**: Med teknologiske fremskridt, ny forskning og ændringer i lovgivningen er det vigtigt regelmæssigt at opdatere sine færdigheder for at kunne yde den bedst mulige pleje og service.
- **Erhvervsrehabilitering**: Efteruddannelse gør det muligt for fagfolk at justere eller omdirigere deres karrierevej som reaktion på skiftende markedsbehov eller personlige interesser.
- **Netværk**: At deltage i kurser, seminarer eller workshops er også en værdifuld mulighed for at netværke, udveksle ideer og samarbejde med kolleger og eksperter fra forskellige baggrunde.
- **Akkreditering og certificering**: På mange områder er efteruddannelse et krav for at opretholde akkreditering, licens eller certificering og dermed sikre troværdighed og professionel anerkendelse.

Specialiseringsmuligheder giver fagfolk mulighed for at uddybe deres færdigheder inden for specifikke nicher eller interesseområder. Det har en række fordele:
- **Dybdegående ekspertise**: Specialisering giver dig mulighed for at tilegne dig dybdegående ekspertise, som kan føre til anerkendelse som ekspert på området.
- **Karrieremuligheder**: Specialister er ofte efterspurgte til specifikke stillinger, konsulentfirmaer eller lederroller.
- **Væsentlige bidrag**: Med en specialisering kan fagfolk yde et væsentligt bidrag til udviklingen af deres felt, hvad enten det er gennem forskning, innovation eller uddannelse.

Endelig skal det understreges, at efteruddannelse og specialisering ikke er lineære veje. Uddannelsesmuligheder kan inspirere til nye specialiseringer og vice versa. Det er en rejse med kontinuerlig læring, der afspejler passion, dedikation og engagement i ekspertise. I en verden i hastig forandring er det ikke bare en nødvendighed at tage imod tilbud om efteruddannelse og specialisering, men et privilegium, der beriger karrieren, professionalismen og i sidste ende kvaliteten af de tjenester, der tilbydes samfundet.

Kapitel 15

LOGISTISKE UDFORDRINGER OG ORGANISATORISK

Håndtering af tidsplaner og patientflow

På det medicinske område, og især inden for onkologi, er effektiv styring af patientskemaer og -flow afgørende for at sikre optimal pleje. Det påvirker ikke kun patienternes tilfredshed og velbefindende, men også plejeteamets produktivitet. At opnå denne ofte skrøbelige balance kræver en struktureret, fleksibel og patientcentreret tilgang.

Planlægning er som sådan en kompleks koreografi. Den tager højde for :
- **Prognoser**: Analyse af historiske data for at forudse tilstrømningen under hensyntagen til sæsonudsving, ugedage og mulige epidemier eller nødsituationer.
- **Fleksibilitet**: hurtig tilpasning af ressourcer, hvad enten det drejer sig om personale, tilgængelige lokaler eller udstyr, for at imødekomme skiftende behov.
- **Prioritering**: Identificering af, hvilke patienter der har brug for akut behandling, og hvilke der kan vente, uden at gå på kompromis med kvaliteten af behandlingen.

Patientflow, på den anden side, refererer til den måde, hvorpå patienter bevæger sig gennem de forskellige stadier af deres behandling. Effektiv ledelse involverer :
- **Reception**: Sikre en varm og informativ velkomst ved ankomsten, reducere patientstress og lette den første fase af deres behandling.
- **Vejledning**: At lede patienter effektivt til de rigtige afdelinger eller specialister for at minimere ventetiden.
- **Koordinering**: Sikring af, at alle de fagfolk, der er involveret i en patients pleje - sygeplejersker, læger, teknikere osv. - er informeret og synkroniseret.
- **Opfølgning**: Sikring af, at hver patient får den information, de har brug for til de næste skridt, hvad

enten det er en ny aftale, indlæggelse eller opfølgning derhjemme.

Derudover kan **moderne teknologier** som elektroniske aftalestyringssystemer og telekommunikationsapplikationer hjælpe med at optimere disse processer og give større synlighed og fleksibilitet.

Men det er vigtigt at huske, at der bag hver aftale, hvert skema og hvert flow er en patient - en person med bekymringer, håb og behov. Nøglen til succesfuld ledelse ligger i at balancere driftseffektivitet med medfølelse og sikre, at hver patient ikke bare behandles som et nummer, men som et unikt individ, der fortjener respekt, opmærksomhed og kvalitetspleje.

Teknologiske innovationer i ledelsen af onkologiske afdelinger

Teknologien udvikler sig i en rasende fart, og den medicinske sektor, især onkologien, er ingen undtagelse fra denne revolution. Disse fremskridt er ikke kun begrænset til behandlinger, men forandrer også den måde, hvorpå onkologiske tjenester administreres, hvilket skaber bedre koordinering, effektivitet og forbedret pleje for patienterne.

- **Elektroniske patientjournaler (EMR)**: Overgangen fra papirjournaler til elektroniske systemer har gjort det lettere at få hurtig adgang til patientoplysninger, udveksle dem mellem specialister og løbende opdatere dem. De muliggør koordineret, personlig pleje, hvor man undgår dobbeltundersøgelser og lægemiddelinteraktioner.
- **Telemedicin**: Takket være virtuelle konsultationer kan patienter drage fordel af specialisternes ekspertise, selv om de er geografisk langt væk. Det er især en

fordel for dem, der bor i landområder, eller som har svært ved at rejse.
- **Avanceret medicinsk billeddannelse**: Innovationer som positronemissionstomografi (PET) og multiparametrisk magnetisk resonans giver mere præcise billeder, hvilket letter tidlig opdagelse og overvågning af tumorer.
- **Kunstig intelligens (AI)**: AI kan hjælpe med hurtigt at analysere store mængder data, hvilket letter diagnosticering, risikoforudsigelse og endda behandlingsplanlægning. Algoritmer kan opdage nuancer i medicinske billeder, som ofte er usynlige for det blotte øje.
- **Bærbare teknologier og sundhedsapplikationer**: Forbundne ure, armbånd og andre enheder kan overvåge parametre som puls, iltniveau i blodet og temperatur i realtid. Disse data, der overføres til sundhedspersonale, kan hjælpe med at forudse og håndtere komplikationer.
- **Integrerede plejeplatforme**: Disse systemer letter kommunikationen mellem alle, der er involveret i et onkologisk plejeforløb - kirurger, onkologer, radiologer, sygeplejersker etc. - og sikrer omfattende, koordineret pleje. - for at sikre omfattende, koordineret pleje.
- **Planlægnings- og simuleringssystemer**: Inden for områder som strålebehandling bruges avanceret software til at simulere behandlingen for at optimere den dosis, der leveres til tumoren, mens sundt væv skånes.
- **Virtuel træning og simuleringer**: Virtual og augmented reality tilbyder fagfolk platforme til træning, simulering af operationer eller tekniske bevægelser og til at gøre sig bekendt med komplekse situationer uden risiko for patienten.

På trods af alle disse teknologiske fremskridt er det vigtigt at huske på, at teknologi er et redskab i menneskers tjeneste. Den skal bruges etisk korrekt, sikre databeskyttelse og holde patienten i centrum for alle beslutninger. Kombinationen af menneskelige færdigheder og teknologisk innovation er nøglen til at forme fremtidens onkologi.

Koordinering med andre afdelinger og medicinske specialer

Onkologiens komplekse, flerdimensionelle natur kræver et tæt samarbejde med en række forskellige afdelinger og medicinske specialer. Dette samspil sikrer, at patienterne får omfattende pleje, der opfylder både deres medicinske behov og deres livskvalitet.

- **Kirurgi**: Kræftbehandling kræver ofte operation for at fjerne en tumor. Et tæt samarbejde med den kirurgiske afdeling sikrer en smidig overgang fra diagnose til operation og derefter til restitution og postoperativ pleje.
- **Radiologi**: Radiologer spiller en central rolle i diagnosticering og overvågning af tumorer og planlægning af behandling. Medicinsk billeddannelse bruges til at vurdere størrelse, placering og udvikling af tumorer.
- **Hæmatologi**: Ved blodkræft som leukæmi eller lymfom er interaktion med hæmatologer afgørende for at udvikle og overvåge behandlingsprotokoller.
- **Patologi**: Patologer analyserer vævsprøver for at bekræfte cellernes ondartede natur og definere den nøjagtige type kræft, information, der er afgørende for at bestemme den passende behandling.
- **Apotek**: Samarbejde med farmaceuter sikrer, at medicin, især kemoterapeutiske midler, administreres

korrekt, overvåger lægemiddelinteraktioner og håndterer bivirkninger.
- **Palliativ pleje**: Når kræften er i et fremskredent stadium, er fokus på at lindre symptomer og forbedre livskvaliteten, hvilket kræver et tæt samarbejde med palliative plejeteams.
- **Psykologi og psykiatri**: Kampen mod kræft er lige så meget mental, som den er fysisk. Psykologer og psykiatere yder følelsesmæssig støtte til patienter og deres familier og hjælper dem med at håndtere den angst, depression og stress, der er forbundet med sygdommen.
- **Ernæring**: Ernæring spiller en vigtig rolle for kræftpatienters velbefindende. Samarbejde med ernæringseksperter hjælper med at tackle almindelige kostmæssige udfordringer, såsom appetitløshed eller kvalme.
- **Fysioterapi og genoptræning**: Efter en operation eller en større behandling kan patienterne have brug for genoptræning for at genvinde deres mobilitet eller funktionalitet, hvilket gør samarbejdet med fysioterapeuter afgørende.
- **Sociale ydelser**: Støtte til patienter og deres familier med ikke-medicinske udfordringer som logistik, økonomi og adgang til pleje.
- **Andre specialer**: Afhængigt af kræftens type og placering kan andre specialister være involveret, såsom gastroenterologer, lungespecialister, endokrinologer osv.

Koordinering mellem disse forskellige tjenester kræver åbne kommunikationskanaler, regelmæssige tværfaglige konferencer og fælles journaler. Det er denne integrerede og holistiske tilgang, der sikrer, at hver patient får den bedst mulige pleje, skræddersyet til deres specifikke behov.

Kapitel 16

TEKNOLOGIENS INDVIRKNING I ONKOLOGI

Fremkomsten af telemedicin og dens konsekvenser

Telemedicin er en revolution i den måde, medicinsk behandling leveres på, hvor man bruger informations- og kommunikationsteknologier til at give fjernkonsultationer, ofte i realtid. Inden for onkologi, som inden for mange andre medicinske områder, giver telemedicin en lang række fordele, men også visse udfordringer.

- **Forbedret adgang til pleje**: Telemedicin gør det muligt for patienter, der bor i fjerntliggende områder, hvor adgangen til onkologispecialister kan være begrænset, at modtage kvalitetskonsultationer og opfølgninger uden at skulle rejse over lange afstande. Det reducerer omkostningerne, rejsetiden og den stress, der er forbundet med lægebesøg.
- **Realtidsovervågning**: Teknologier muliggør kontinuerlig overvågning af patienter, især dem, der modtager behandling i hjemmet. Forbundne enheder kan overføre vitale data, så sundhedspersonalet kan handle hurtigt i tilfælde af et problem.
- **Besparelser for sundhedssystemet**: Ved at reducere behovet for personlige aftaler reduceres omkostningerne i forbindelse med hospitalsbesøg. Desuden kan tidlig håndtering af komplikationer ved hjælp af telemedicin forhindre dyre hospitalsindlæggelser.
- **Træning og vejledning**: Sundhedspersonale kan drage fordel af fjerntræningssessioner, webinarer og mentoring, hvilket giver dem større adgang til ekspertise og uddannelsesressourcer.
- **Teknologiske udfordringer**: Selvom telemedicin giver mange fordele, kræver det også en robust teknologisk infrastruktur. Landdistrikter eller underudviklede områder har måske ikke tilstrækkelig

forbindelse, hvilket begrænser fordelene ved telemedicin.
- **Fortrolighedsproblemer**: Overførsel af følsomme medicinske data via internettet giver udfordringer med hensyn til sikkerhed og fortrolighed. Det er bydende nødvendigt at sikre, at patientoplysninger er beskyttet mod databrud.
- **Interpersonelle kompleksiteter**: Kontakt ansigt til ansigt spiller en afgørende rolle for at skabe tillid mellem patient og sundhedspersonale. Telemedicin kan gøre dette forhold mindre personligt, hvilket kan påvirke kvaliteten af kommunikationen.
- **Lovgivningsmæssig udvikling**: Med udbredelsen af telemedicin har mange lande og regioner været nødt til at tilpasse eller skabe regler for denne nye form for sundhedsydelser. Dette omfatter legitimiteten af fjernkonsultationer, forsikringsdækning og licensspørgsmål for læger, der praktiserer på tværs af grænser.
- **Integration i arbejdsgange**: Integration af telemedicin i hospitalets eksisterende arbejdsgange kræver oplæring og tilpasning for både sundhedspersonale og patienter.

Fremkomsten af telemedicin inden for onkologi giver en spændende mulighed for at forbedre adgangen til pleje og modernisere patientbehandlingen. Men det er vigtigt at navigere forsigtigt og sikre, at kvaliteten af plejen opretholdes, og at udfordringerne håndteres.

Teknologiske værktøjer i patientens tjeneste

Den digitale tidsalder har medført en bølge af innovationer på det medicinske område, som gør patientplejen mere effektiv, personlig og tilgængelig. Inden for onkologi har disse fremskridt en betydelig indvirkning, ikke kun med hensyn til diagnose og behandling, men også på den måde, patienterne oplever deres sygdomsforløb på. Lad os tage et kig på, hvordan disse teknologiske værktøjer hjælper onkologiske patienter i dag:

- **Dedikerede mobilapplikationer**: Der er udviklet mange applikationer, som hjælper patienterne med at overvåge deres behandling, administrere deres lægeaftaler, registrere deres symptomer eller endda få information om deres tilstand. Disse applikationer tilbyder ofte påmindelser om at tage medicin, råd om håndtering af bivirkninger og plads til at notere spørgsmål, der skal stilles under konsultationer.
- **Patientportaler**: Disse online platforme giver patienterne adgang til deres journaler, mulighed for at kommunikere direkte med deres sundhedsteam, se deres testresultater og planlægge aftaler. Det giver patienterne en større følelse af autonomi og kontrol.
- **Forbundne enheder**: Uanset om de overvåger vitale tegn, glukoseniveauer eller andre parametre, tilbyder wearables og andre forbundne enheder realtidsovervågning, så vi kan forudse og reagere hurtigt i tilfælde af komplikationer.
- **Virtual reality**: På nogle centre kan virtual reality hjælpe med at distrahere patienterne under lange eller ubehagelige behandlinger. Det kan også være et terapeutisk værktøj, f.eks. til at håndtere angst eller smerte.
- **Telemedicin**: Som nævnt ovenfor giver telemedicin mulighed for fjernkonsultationer, hvilket især er en fordel for dem, der bor langt fra specialiserede centre.
- **Kunstig intelligens (AI)**: AI bruges i stigende grad til at hjælpe med at fortolke medicinske billeder og forbedre diagnosens nøjagtighed. Det kan også hjælpe med at personalisere behandlinger ved at

forudsige en patients respons på en bestemt behandling.
- **Medicinske chatbots**: Disse virtuelle assistenter kan besvare ofte stillede spørgsmål, guide patienter gennem behandlingens faser eller endda give råd om håndtering af bivirkninger.
- **3D-print**: Uanset om det er til at skabe skræddersyede proteser eller til at modellere en tumor i 3D før en operation, har 3D-print fundet mange anvendelser inden for onkologi.
- **Uddannelses- og supportplatforme**: Talrige dedikerede hjemmesider og fora tilbyder patienter et væld af oplysninger samt et støttende fællesskab, hvor de kan dele deres erfaringer og modtage råd.

Integrationen af disse teknologier i det onkologiske patientforløb har ikke kun forbedret kvaliteten og effektiviteten af plejen, men har også styrket patientens aktive rolle i sin egen pleje. Det er dog afgørende at sikre, at disse værktøjer bruges etisk korrekt og sikkert, og at patientens interesser altid kommer i første række.

Fremtidsudsigter :
kunstig intelligens,
virtual reality og andre innovationer

I den konstant udviklende verden af medicin, og mere specifikt inden for onkologi, spiller teknologiske innovationer en afgørende rolle. Disse fremskridt lover at omdefinere den måde, hvorpå pleje leveres, personalisere behandlinger og forbedre patienternes livskvalitet. Lad os se nærmere på nogle af disse fremtidsudsigter, som allerede er ved at forme den moderne onkologi.

- Kunstig intelligens (AI) inden for onkologi:
    - **Tidlig diagnose**: Takket være AI kan evnen til at opdage kræft på et tidligt tidspunkt øges betydeligt. Algoritmer kan analysere medicinske billeder med ekstrem nøjagtighed, som ofte overgår menneskers.
    - **Forudsigelse af sygdomsudvikling**: AI kan hjælpe med at modellere, hvordan en specifik kræftsygdom kan udvikle sig, hvilket muliggør tidligere indgreb.
    - **Personaliseret behandling**: AI-baserede systemer kan forudsige, hvordan en bestemt patient vil reagere på en behandling, hvilket muliggør virkelig individualiseret pleje.
- Virtual og augmented reality:
    - **Medicinsk træning**: Kirurger kan udføre komplekse onkologiske operationer i et virtuelt miljø, før de udfører dem på rigtige patienter.
    - **Smerte- og angsthåndtering**: Immersive oplevelser kan hjælpe med at aflede patienternes opmærksomhed fra smerte eller stress under invasive procedurer eller behandlinger.
- Genterapier og personaliserede terapier :
    - Ved at forstå en patients eller tumors genom er det muligt at udvikle skræddersyede behandlinger, der specifikt er rettet mod de genetiske abnormiteter, der er ansvarlige for kræft.
- Nano-medicin :
    - Nanopartikler kan bruges til at målrette og levere lægemidler direkte til kræftceller, hvilket reducerer bivirkningerne på raske celler.
- Robotteknologi i kirurgi :
    - Assisterede robotter kan udføre operationer med større præcision, minimere skader på sundt væv og fremskynde helbredelsen.

- Bioprinting :
    - Brugen af 3D-print til at skabe biologisk væv har potentiale til at revolutionere transplantation og postoperativ rekonstruktion inden for onkologi.
- Platforme til opkoblet patientovervågning :
    - Bærbare enheder kan løbende overvåge vitale tegn og andre indikatorer, hvilket muliggør tidlig indgriben i tilfælde af komplikationer.
- Avanceret telemedicin :
    - Ud over fjernkonsultationer kunne telemedicin omfatte fjernassisterede procedurer, hvor en specialist guider en lokal sundhedsperson gennem interventioner.

Hver af disse innovationer lover at forandre onkologien, give fornyet håb og en bedre livskvalitet for patienterne. Men det er vigtigt at nærme sig disse fremskridt med forsigtighed og sikre, at den medicinske etik opretholdes, og at adgangen til nye teknologier er retfærdig for alle patienter, uanset deres omstændigheder.

Kapitel 17

FREMTIDSUDSIGTER

Innovationer inden for onkologi: hvad fremtiden bringer

Onkologi, den medicinske disciplin, der beskæftiger sig med forebyggelse, diagnosticering, behandling og overvågning af kræft, gennemgår en stor revolution takket være teknologiske og videnskabelige innovationer. Disse fremskridt skubber grænserne for, hvad vi troede var muligt, og giver fornyet håb til millioner af patienter verden over. Lad os tage et kig på de vigtigste innovationer, der kan definere onkologiens fremtid.

- Immunterapi og målrettede terapier:
  - Målrettede terapier, som er rettet mod specifikke genetiske mutationer i kræftceller, tilbyder mere præcise behandlinger med færre bivirkninger. Derudover har immunterapi, som booster patientens eget immunsystem til at bekæmpe kræften, vist lovende resultater, især for traditionelt resistente kræftformer.
- Genomsekventering og personlig medicin:
  - Genomisk sekventering gør det muligt at identificere de specifikke mutationer, der er til stede i hver enkelt tumor, hvilket fører til skræddersyede behandlinger designet til hver enkelt patient. Denne ultra-personaliserede tilgang bør øge chancerne for en vellykket behandling.
- Virtual reality (VR) og augmented reality (AR):
  - Disse teknologier kan forbedre kirurgens træning og hjælpe med at planlægge komplekse operationer. Derudover tilbyder de værktøjer til håndtering af patienters smerter og angst, så de kan fordybe sig i beroligende miljøer under behandlingen.

- Kunstig intelligens (AI) og maskinlæring:
  - AI kan analysere enorme datasæt for at identificere mønstre, som ville være umulige for et menneske at opdage. Det kan forbedre diagnoser, forudsige sygdomsforløb og personliggøre behandlinger.
- Genterapier og CRISPR :
  - Terapier, der er direkte rettet mod kræftcellernes DNA eller RNA, især takket være genredigeringsteknologier som CRISPR, kan tilbyde kure for visse typer kræft.
- Mikrobiom og kræft :
  - Den voksende forståelse af mikrobiomets (alle de mikroorganismer, der findes i vores krop) rolle i sundhed og sygdom kan føre til terapeutiske tilgange, der modificerer dette mikrobiom for at bekæmpe kræft.
- Nano-medicin :
  - Nanopartikler kan målrette og levere lægemidler direkte til kræftceller, hvilket giver uovertruffen præcision og reducerer bivirkninger.
- Kombinatoriske terapier :
  - Ved at bruge flere behandlinger i tandem kan lægerne øge den samlede effektivitet og reducere risikoen for, at kræften udvikler resistens.
- Innovationer inden for stråleterapi :
  - Nye teknikker, som f.eks. protonterapi, målretter tumorerne med større præcision og minimerer skader på det omgivende sunde væv.
- Konnektivitet og fjernpleje :
  - Telemedicin kombineret med opkoblet patientovervågningsudstyr kan muliggøre konstant overvågning og hurtig indgriben, samtidig med at der tilbydes pleje i patientens eget hjem.

Disse og andre innovationer lover en lys fremtid for onkologien. Den største udfordring bliver at sikre, at disse fremskridt er tilgængelige for alle, uanset deres geografiske eller socioøkonomiske situation, og at de integreres i behandlingsprocessen på en etisk og patientcentreret måde.

Sygeplejerskens rolle i klinisk forskning

I hjertet af udviklingen af medicinsk behandling, på grænsen mellem videnskab og medfølelse, ligger klinisk forskning, et felt, hvor sygeplejersker gradvist har fået en ubestridelig og grundlæggende plads. Historisk set som en profession, der primært beskæftiger sig med direkte pleje, har sygeplejen spredt sine vinger for at omfavne udfordringerne og potentialet i klinisk forskning, hvilket styrker dens mangesidede rolle i det medicinske panorama.

I direkte kontakt med patienterne er sygeplejerskerne ofte den kliniske forsknings ansigt udadtil. Det er dem, der forklarer, beroliger og støtter patienterne i alle faser af et klinisk forsøg. Denne nærhed til patienten giver sygeplejerskerne et unikt perspektiv, som er afgørende for en korrekt og etisk implementering af studierne. Det er ikke kun et spørgsmål om at administrere en behandling eller følge en protokol til punkt og prikke, men om at forstå og forudse patienternes behov og reaktioner og garantere deres komfort og sikkerhed.

Men forskningssygeplejerskens mission stopper ikke der. Ud over at administrere plejen spiller de en nøglerolle i dataindsamlingen, hvor de sikrer, at alle oplysninger er nøjagtige, relevante og pålidelige. Denne pålidelighed er afgørende, fordi det er på disse data, at fremtidige medicinske fremskridt er baseret. Deres omhyggelige observationer, deres detaljerede notater, er hjørnestenene i opdagelser, der vil forbedre plejen for fremtidige generationer.

Klinisk forskning er også fyldt med etiske udfordringer. Og igen er sygeplejerskerne i frontlinjen. I deres rolle som forsvarere af patientens interesser skal de sikre, at samtykket ikke kun er informeret, men også frit givet. De sikrer, at hver patient behandles med værdighed, respekt og forståelse, og garanterer dermed integriteten i hele forskningsprocessen.

Endelig bidrager sygeplejersker aktivt til udformningen og forbedringen af forskningsprotokoller. Deres daglige praktiske erfaring, intuition og sygeplejefaglige knowhow kan foreslå justeringer eller innovative tilgange til at gøre forskningen mere effektiv eller mere human.

Det er denne kombination af færdigheder, medfølelse og nysgerrighed, der gør sygeplejersker til en vigtig søjle i klinisk forskning. Ved at omfavne denne side af deres profession beviser sygeplejersker fortsat, at deres rolle går langt ud over direkte pleje og strækker sig helt ind i hjertet af medicinsk innovation.

Fortsat professionel udvikling

I den dynamiske og konstant foranderlige medicinske verden, hvor nye opdagelser, teknikker og tilgange dukker op hver dag, er løbende faglig udvikling (CPD) ikke bare et valg, men en tvingende nødvendighed. For onkologiske sygeplejersker, som for alt andet sundhedspersonale, er CPD garantien for en praksis, der er opdateret, relevant og fokuseret på patienternes sikkerhed og velbefindende.

CPD er en forpligtelse, et løfte, man giver ikke kun til sig selv som professionel, men også til patienter, kolleger og samfundet som helhed. Det er en forpligtelse til aldrig at stoppe med at lære, tilpasse sig og forbedre sig, uanset anciennitet eller erfaring.

CPD-processen omfatter meget mere end blot at tilegne sig nye færdigheder eller ny viden. Det er en holistisk tilgang, der sigter mod at forbedre færdigheder, holdninger og adfærd. Det omfatter deltagelse i kurser, læsning af relevante artikler og publikationer, deltagelse i konferencer, men også vidensdeling med kolleger, refleksion over egen praksis og tilpasning i overensstemmelse hermed.

For onkologiske sygeplejersker er der mange fordele ved CPD:
- **Forbedret patientpleje:** Ved at holde sig ajour med de seneste fremskridt og anbefalinger kan sygeplejersker tilbyde banebrydende pleje baseret på den seneste evidens, hvilket sikrer de bedst mulige resultater for deres patienter.
- **Professionel tilfredsstillelse:** At mestre nye færdigheder, teknikker eller viden øger selvtilliden og jobtilfredsheden og hjælper med at forebygge udbrændthed.
- **Tværfagligt samarbejde:** Ved at dele deres viden og lære fra andre specialer styrker sygeplejerskerne de tværfaglige forbindelser og tilskynder til en samarbejdsorienteret tilgang til pleje.
- **Professionel anerkendelse:** At demonstrere et engagement i CPD kan åbne døren til nye karrieremuligheder, hvad enten det er inden for ledelse, undervisning eller forskning.
- **Tilpasningsevne:** I et medicinsk miljø, der ændrer sig i en rasende fart, sikrer proaktivitet i din faglige udvikling, at du er bedre forberedt på de forandringer og udfordringer, der venter forude.

Kontinuerlig professionel udvikling er mere end bare en rejse; det er en sindstilstand. For engagerede sygeplejersker er det en pagt, der fornyes hver dag for at give det bedste af sig selv til gavn for deres patienter og deres kald.

Kapitel 18

RESSOURCER OG REFERENCER

Organisationer og faglige sammenslutninger

I den komplekse verden af medicin, og især inden for onkologi, spiller professionelle organisationer og foreninger en stor rolle. Disse organer yder støtte, ressourcer og repræsentation til deres medlemmer og fungerer som fyrtårne i det ofte turbulente sundhedslandskab.

Professionelle organisationer varierer i omfang, hvor nogle har en international rækkevidde, mens andre fokuserer på nationale, regionale eller endda specialspecifikke spørgsmål. Men uanset deres størrelse eller virkefelt har de fælles mål:

- **Træning og uddannelse:** De tilbyder efteruddannelsesmuligheder, workshops, konferencer og symposier for at hjælpe deres medlemmer med at holde sig opdaterede inden for deres felt.
- **Forskning:** Mange af dem støtter eller udfører direkte studier og forskning for at fremme onkologien.
- **Interessevaretagelse:** Disse organisationer repræsenterer deres medlemmer over for lovgivende og statslige organer og beslutningstagere, går ind for gunstige politikker og forsvarer rettigheder og interesser for sundhedspersonale og patienter.
- **Netværk:** De tilbyder platforme, hvor fagfolk kan udveksle, samarbejde og dele deres erfaringer og viden.
- **Ressourcer:** Praksisvejledninger, artikler, nyhedsbreve og andet materiale stilles ofte til rådighed for at støtte medlemmerne i deres daglige praksis.
- **Anerkendelse:** Disse foreninger kan tilbyde certificeringer eller udmærkelser, der anerkender ekspertise og ekspertise inden for erhvervet.

Nogle emblematiske organisationer og foreninger inden for onkologi kunne omfatte:
- Den Europæiske Organisation for Forskning og Behandling af Kræft (EORTC)
- Det amerikanske selskab for klinisk onkologi (ASCO)
- Det franske onkologiske selskab (SFO)
- Det internationale selskab for sygeplejersker i kræftpleje (ISNCC)

For en onkologisk sygeplejerske kan et aktivt engagement i disse organisationer give en lang række fordele, lige fra faglig berigelse til skabelse af varige forbindelser med kolleger fra hele verden. Ved at bringe enkeltpersoner sammen om et fælles mål styrker disse foreninger professionen som helhed og bidrager til den løbende forbedring af onkologisk pleje.

Anbefalede bøger og publikationer

For enhver sundhedsperson, der arbejder i den komplekse onkologiske verden, er speciallitteratur en uvurderlig ressource. Den tilbyder dybdegående viden, praktiske casestudier, nye opdagelser og meget anden vigtig information. Her er et udvalg af bøger og publikationer, der især anbefales til onkologiske sygeplejersker:

Grundlæggende værker :
- **"Oncology for the nurse"** af Jeanne Phillips: En omfattende håndbog, der dækker de grundlæggende elementer i onkologisk pleje, fra det biologiske grundlag for kræft til behandlingsmetoder.
- **"Guide pratique de l'infirmière en oncologie"** af Laura Ollier: En uundværlig ressource, der dækker de specifikke aspekter af sygeplejerskens rolle i plejen af kræftpatienter.

- **"Pain management in oncology"** af Marie-Claire Groheux: Denne bog handler om strategier til at vurdere og håndtere smerter hos onkologiske patienter.

Fagtidsskrifter :
- **"Journal of Clinical Oncology**: Tidsskriftet udgives af American Society of Clinical Oncology og er en vigtig kilde til forskningsartikler, anmeldelser og kommentarer inden for onkologi.
- **"Cancer Nursing Practice"**: Med fokus på onkologisk sygeplejepraksis behandler dette tidsskrift de udfordringer og problemer, som professionen står over for, samtidig med at det tilbyder casestudier og innovative tilgange.

Ressourcer om kommunikation og etik :
- **"Difficult Conversations in Medicine"** af Elaine Stavert: En guide til at navigere i vanskelige diskussioner med patienter og deres familier, fra diagnostiske meddelelser til planlægning af pleje i slutningen af livet.
- **"Ethics in Oncology: A Practical Approach"** af Isabelle Martel: Denne bog ser på de etiske dilemmaer, man ofte støder på i onkologi, og foreslår strategier til at håndtere dem.

Innovationsressourcer :
- **"Teknologi og innovation i onkologi"** af Sylvain Delafontaine: En udforskning af de seneste teknologiske fremskridt inden for onkologi og deres indvirkning på klinisk praksis.

Praktiske vejledninger :
- **"Pharmacology in oncology: a guide for nurses"** af Corinne Bruna: En opslagsbog om de lægemidler, der bruges i onkologi, deres virkningsmekanismer, bivirkninger og administration.
- **"Soins palliatifs en oncologie : approche infirmière"** af Claire Deschamps: En omfattende

guide til pleje af uhelbredeligt syge patienter med fokus på komfort, værdighed og støtte.

Hver bog eller publikation på denne liste er en guldgrube af information, råd og ekspertise. Tilsammen giver de et omfattende overblik over onkologi og udstyrer sygeplejersker med den viden og de færdigheder, de har brug for til at yde den bedst mulige pleje til deres patienter.

Webkilder til løbende opdatering

Med den hurtige udvikling inden for onkologiske behandlinger og protokoller er det afgørende for sygeplejersker og andet sundhedspersonale at holde sig informeret. Webkilder er en effektiv måde at få adgang til de seneste nyheder, forskning og anbefalinger. Her er en liste over pålidelige webkilder til løbende onkologiske opdateringer:

- Professionelle organisationer og forskningsinstitutter :
  - Det amerikanske selskab for klinisk onkologi (ASCO): www.asco.org
  - En førende organisation, der regelmæssigt udgiver anbefalinger, retningslinjer og opdateringer om onkologiske behandlinger.
  - Verdenssundhedsorganisationen (WHO) - Kræftsektionen : www.who.int
  - Information om kræftforekomst, globale politikker og retningslinjer for behandling.
  - Det franske nationale kræftinstitut (INCa): www.e-cancer.fr
  - Indeholder ressourcer, undersøgelser og nyheder om kræft i Frankrig.

- Professionelle fora og fællesskaber :
  - Selskab for onkologisk sygepleje (ONS) : www.ons.org
  - En platform dedikeret til onkologiske sygeplejersker, der tilbyder uddannelse, nyheder og et forum til udveksling af ideer med ligestillede.
  - **Kræftpleje**: www.cancercare.org
  - Tilbyder webinarer, træning og ressourcer til fagfolk.
- Tidsskrifter og forskningsportaler :
  - **PubMed** : www.ncbi.nlm.nih.gov/pubmed
  - En vigtig database for videnskabelige artikler inden for medicin, med en sektion dedikeret til onkologi.
  - **ClinicalTrials.gov** : www.clinicaltrials.gov
  - Følg de seneste kliniske forsøg inden for onkologi.
- Ressourcer til patienter og den brede offentlighed :
  - **Cancer.net**: www.cancer.net
  - Indeholder kræftinformation, nyheder og ressourcer til patienter og deres familier, men er også nyttig for fagfolk.
- Farmaceutiske databaser :
  - **Medscape Oncology** : www.medscape.com/oncology
  - Medicinske nyheder, artikler og farmakologiske ressourcer dedikeret til onkologi.
- Teknologi og innovation :
  - **Oncology Times**: www.oncology-times.com
  - Fremhæver de seneste innovationer, forskning og nyheder inden for onkologi.

Hvis man jævnligt besøger disse sider og abonnerer på deres nyhedsbreve eller alerts, kan sygeplejersker og sundhedspersonale holde sig ajour med aktuelle fremskridt, opdagelser og debatter inden for onkologi.

- Professionelle organisationer og forskningscentre :
    - Det franske nationale kræftinstitut (INCa): www.e-cancer.fr
        - Et centralt referencepunkt for information, forskning og nyheder om kræft i Frankrig.
    - ARC Foundation for Cancer Research: www.fondation-arc.org
        - Denne fond giver information om de seneste fremskridt inden for kræftforskning.
    - Société Francophone d'Onco-Gériatrie (SFOG): www.sfog.fr
        - En organisation dedikeret til onko-geriatri, der kombinerer pleje af ældre og kræftbehandling.
- Tidsskrifter og forskningsportaler :
    - **Onkologi**: www.jle.com/fr/revues/onc/
        - Et medicinsk tidsskrift med fokus på onkologi, med en bred vifte af artikler og studier.
    - **Information om kræft** : www.info-cancer.ca
        - Et væld af oplysninger om forskellige typer kræft, behandlinger og relaterede nyheder.
- Professionelle fora og fællesskaber :
    - **OncoSuisse** : www.oncosuisse.ch
        - En schweizisk platform dedikeret til fagfolk inden for onkologi. Den tilbyder træning, nyheder og et forum til udveksling.

- Ressourcer til patienter og den brede offentlighed :
  - Ligue Contre le Cancer : www.ligue-cancer.net
  - Den tilbyder en bred vifte af information til patienter, men er også nyttig for fagfolk takket være dens nyheder og varierede ressourcer.
- Farmaceutiske databaser og nyheder :
  - **CancerOuvert** : www.cancerouvert.fr
  - En database med nyheder og information dedikeret til onkologi. Den fokuserer på nye behandlingsformer.
- Professionelle netværk :
  - Association Francophone des Soins Oncologiques de Support (AFSOS): www.afsos.org
  - Denne forening fokuserer på støttende pleje inden for onkologi og tilbyder uddannelse, anbefalinger og nyheder.

Disse ressourcer er uundværlige for alle fagfolk, der ønsker at holde sig ajour med fremskridt inden for onkologi i den fransktalende verden. Vi anbefaler, at du konsulterer dem regelmæssigt og abonnerer på deres nyhedsbreve eller alarmer for at sikre, at du ikke går glip af noget.

www.ingramcontent.com/pod-product-compliance
Lightning Source LLC
Chambersburg PA
CBHW071505220526
45472CB00003B/924